论骨谈筋

主　编　陈　敏

副主编　郝　亮　付晓玲　熊　龙　陈　路

编　委（按姓氏音序排列）

卜玲玲　陈文宇　郭爱英　黄　震　金雯雯　李　群

刘素云　刘颖慧　聂玉晶　潘海芳　田少娟　万冬花

汪丽霞　王　慧　王　清　王冬梅　魏君妍　熊　静

熊玉双　杨　丽　杨玉金　余佳琦　张　思　周玉妹

绘　画　尹卫华

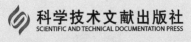

科学技术文献出版社

SCIENTIFIC AND TECHNICAL DOCUMENTATION PRESS

·北京·

图书在版编目（CIP）数据

论骨谈筋 / 陈敏主编. —北京：科学技术文献出版社，2022.10
ISBN 978-7-5189-9594-3

Ⅰ.①论… Ⅱ.①陈… Ⅲ.①骨疾病—防治—普及读物 Ⅳ.① R68-49

中国版本图书馆 CIP 数据核字（2022）第 174411 号

论骨谈筋

策划编辑: 胡 丹　　责任编辑: 胡 丹　　责任校对: 王瑞瑞　　责任出版: 张志平

出　版　者	科学技术文献出版社
地　　　址	北京市复兴路15号　　邮编　100038
编　务　部	（010）58882938，58882087（传真）
发　行　部	（010）58882868，58882870（传真）
邮　购　部	（010）58882873
官 方 网 址	www.stdp.com.cn
发　行　者	科学技术文献出版社发行　全国各地新华书店经销
印　刷　者	北京虎彩文化传播有限公司
版　　　次	2022 年 10 月第 1 版　2022 年 10 月第 1 次印刷
开　　　本	880×1230　1/32
字　　　数	184千
印　　　张	12.5
书　　　号	ISBN 978-7-5189-9594-3
定　　　价	68.00元

序

　　随着快速康复理念的推广与深入，骨科护理与疾病康复进程已密不可分。然而，推动骨科护理促进快速康复存在两大难点：护理人员对疾病康复专业性理解不足，患者对护理康复的必要性认识不够。鉴于此，南昌大学第二附属医院骨科护理团队精心打造了这本《论骨谈筋》，旨在搭建护理人员—患者—骨科疾病之间的理解桥梁，有助于护理人员专业精进，也可提升患者对康复护理的接受度。

　　全书涵盖 22 种骨科疾病的基本概念、临床表现、常规检查、治疗（手术与非手术）、护理、康复等，内容上简明扼要，形式上图文并茂，适合大众阅读。全文凝练了编者团队 30 余年的临床工作经验，结合最新进展，专业特色鲜明，引用了大量国内外著作和文献，可作为初级护理人员的学习工具。

　　此书是对常见骨科疾病护理康复科普的初步尝试，致力于骨科常见疾病的诊疗与康复科普，期待能为我国医疗科普工作提供新视角。金无足赤，人无完人，书中可能仍存在不妥之处，望各位读者在阅读中给予批评指正，以便于日后修订。

前 言

    随着生活水平的日益提高，人们的健康意识在不断增强，体育锻炼及活动也在增加，同时这也让各种运动损伤和其他因素对人体造成的伤害增多，因此，提高人们对骨科疾病正确的自身养护意识变得日益重要。正确的自我养护有利于患者减少痛苦、促进康复，不当的功能锻炼会对人体造成二次伤害，因此南昌大学第二附属医院骨科副主任护师陈敏组织编写了本书。本书图文并茂，采用漫画的形式，用患者提问、医务工作者解答的对话内容为人们答疑解惑，详细阐述了骨科常见疾病自我养护的方法与技巧，语言通俗易懂，内容实用性强，可以满足人们在生活中对骨科疾病相关知识的科普需求。同时也可以规范年轻骨科护士对患者的健康宣教，切实提高骨科护理队伍的整体素质和临床服务能力。

    本书在组织编写过程中得到了南昌大学第二附属医院骨科主任、博士研究生导师程细高教授及郝亮教授等全体医生的大力支持与帮助，在此深表感谢！

    本书可能仍有不足之处，望前辈、同道及广大读者给予批评指正。

编者

2022 年 5 月

南昌大学第二附属医院骨科暨江西省骨科研究所

目 录

论骨谈筋

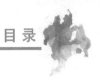

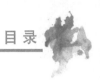

论骨谈筋

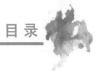

第一章　肩峰下滑囊炎患者的康复与护理

▶ 不是所有的肩膀痛都叫肩周炎

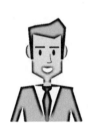

护士，最近我这肩膀一动就痛，是不是得了肩周炎了？

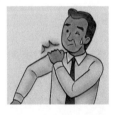

这个不一定哦，导致肩膀痛的原因有很多，肩周炎只是其中的一种，并不是唯一的原因。您还有哪些具体表现呢？

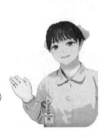

❯ 小小的肩膀痛，大大的乾坤绕

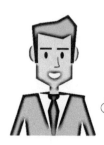

额……常常感觉手臂无力，还有就是觉得肩膀深处疼痛，运动时这种疼痛会加重；有红肿；对了，有时候移动肩膀会发出"嘎吱"的响声。

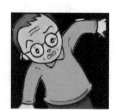

"嘎吱"

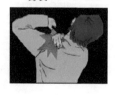

您的症状类似肩峰下滑囊炎，需要到医院咨询专业医生。

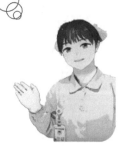

> 你知道滑囊吗？

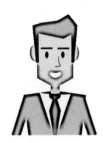

肩峰下滑囊炎？护士，什么是滑囊啊？

滑囊相当于身体的保护垫，主要位于身体骨头凸起的地方，里面充满了液体，可以减少骨头与肌肉等之间发生的摩擦。

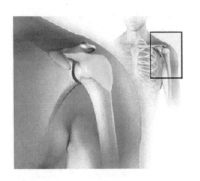

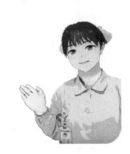

▶ 保护好肩膀，保护好自己

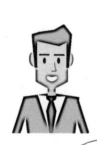

护士，哪些情况容易引发这个病啊？

得肩峰下滑囊炎主要有三大原因：

① 外伤，例如，您摔倒或磕碰了；

② 细菌感染；

③ 过度使用肩膀，例如，长时间绘画、游泳或打网球。

所以，日常生活中要加强对肩膀的保护哦。

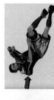
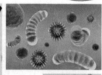
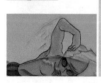

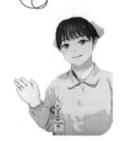

▶ 想知道滑囊为什么会发炎吗？

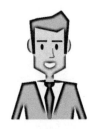

护士，为什么这个滑囊会发炎啊？

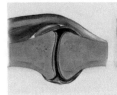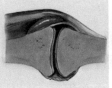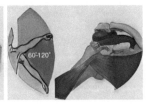

最常见的是因摩擦过多引起发炎。发生这种情况时，滑囊会变厚，从薄薄的一层变为厚而硬的块状，进而加重疼痛。

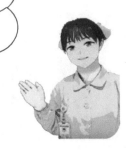

二、检查与治疗篇

> ▶ 检查，让你我他都明白

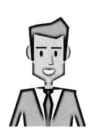

护士，那我现在要去医院做哪些检查来知道我是不是得了这个病呢？

医生有可能会建议您做以下检查：
①抽血检查　判断您是否发生感染。
②X线或MRI检查　显示您的肩部病灶。
③液体培养　用空针抽出滑囊里的脓液进行检测。

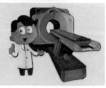
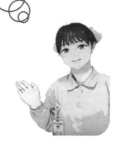

> 药不可以乱吃，别"自讨苦吃"

护士，既然肩峰下滑囊炎是一种炎症，那我可不可以吃抗生素治疗呢?

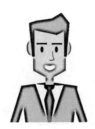

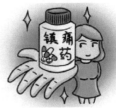

肩峰下滑囊炎分感染引起和非感染引起的，对于感染引起的滑囊炎建议在医生的指导下服用抗生素，非感染引起的滑囊炎建议在医生的指导下服用止痛药。

> 手术？非手术？

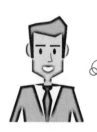

护士，肩峰下滑囊炎一般是怎么治疗的？需要做手术吗？

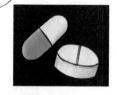

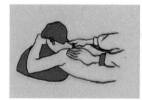 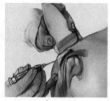 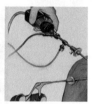

一般情况下医生会建议您保守治疗，急性期采用理疗热敷、服用非甾体抗炎药、注射类固醇、抽吸滑囊脓液等方法消肿止痛，慢性期采用服药、手法治疗配合功能锻炼等方法。

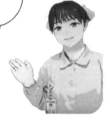

消肿止痛，要分期对待

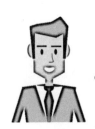

护士，在家有什么方法可以消肿止痛吗？

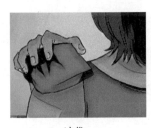

冰袋

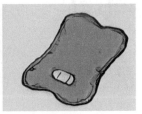

热水袋

急性期的话，建议您在肩膀上放置冰袋，每小时 15 ～ 20 分钟，直到您觉得红肿有所缓解。慢性期的话，则建议您在肩膀上放置热水袋，每小时 20 ～ 30 分钟。

三、康复与护理篇

>> 生命在于视情况的运动

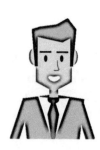

护士，那如果患有肩峰下滑囊炎还能和往常一样活动吗？

一旦得了这个病的话，急性期还是建议尽量多休息肩膀，以减轻疼痛和肿胀。后期按照医生的指示逐渐恢复日常活动即可。

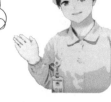

> 锻炼一肩，健康一身

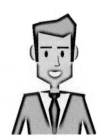

护士，如果得了肩峰下滑囊炎，在家可以做哪些运动来锻炼肩膀啊?

前面我们也说到急性期应该多注意休息，慢性期可以按照指示进行一些康复训练，我给您列举几个。

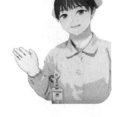

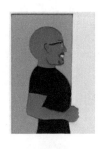

1. 等距延伸运动

肘部弯曲 90°，背贴墙站立，患肢肘后部往墙方压，逐渐用力，直到最大力量的 50%～60%，持续 5 秒。如果抽筋或疼痛，则说明用力过大，需调整！重复 8 次。

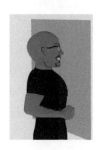

2. 等距弯曲运动

肘部弯曲 90°，面对墙，患肢握紧拳头往墙按压，逐渐用力，直到最大力量的 50%～60%，持续 5 秒。如果抽筋或疼痛，则说明用力过大，需调整！重复 8 次。

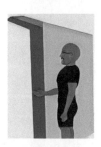

3. 手臂外旋运动

肘部弯曲 90°，患肢手背向门框按压，逐渐用力，直到最大力量的 50%～60%，持续 5 秒。如果抽筋或疼痛，则说明用力过大，需调整！重复 8 次。

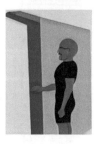

4. 手臂内旋运动

肘部弯曲 90°。患肢手掌向门框按压，逐渐用力，直到最大力量的 50%～60%，持续 5 秒。如果抽筋或疼痛，则说明用力过大，需调整！重复 8 次。

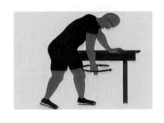

5. 摆锤运动

上半身向前倾斜,健肢手臂扶在桌子上,然后用身体力量左右摇摆以使患肢手臂旋转。来回摆动 20 次。

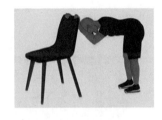

6. 反拉伸运动

上半身弯曲 90°,双手扶在椅子上,身体向后退,直到肩膀伸直为止。每次保持 10 秒。重复 5 次。

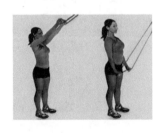

7. 向下拉伸运动

使用强力带,进行 3 组(每组 10 ~ 15 分钟)运动。

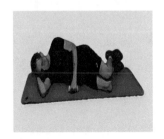

8. 肩袖外旋运动

侧躺,患肢肘部成直角,手握物体(物体重量通常为 0.5 ~ 1 kg),向上 90° 旋转举重,重复 3 组(每组 10 ~ 15 分钟)。

第二章　肩峰下撞击综合征患者的康复与护理

>> 您听过肩峰下撞击综合征吗？

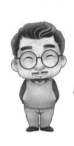

> 护士，什么是肩峰下撞击综合征呢？

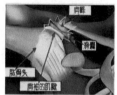

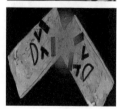

> 　　肩峰下撞击综合征是指我们的肩关节在活动时，关节之间反复碰撞，导致炎症损伤，这和我们平时生活中穿一些不合适的鞋子走路会"打脚"是一个道理。

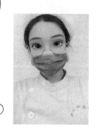

▶ 肩峰在哪里？

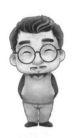

护士，肩峰在哪里？

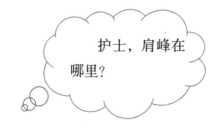

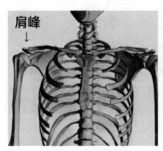

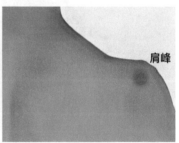

您可以摸一摸自己的肩膀，会发现上面有一个小曲折，那就是肩峰。

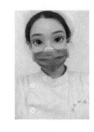

>> 您会是肩峰下撞击综合征"心仪"的患者吗？

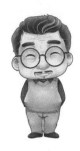

护士，生活中哪类人容易得肩峰下撞击综合征呢？

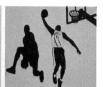
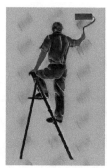
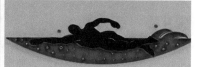

肩峰下撞击综合征多见于经常举手过头劳作和运动的人群，例如，一些篮球、游泳、体操运动员，还有从事刷墙、装修工作的工人。

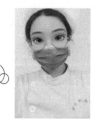

❯❯ 肩峰下撞击综合征有哪些症状？

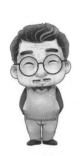

护士，肩峰下撞击综合征有哪些症状呢？

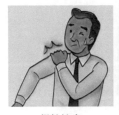　　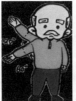　　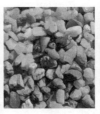　　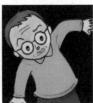

慢性钝痛　　　　疼痛弧征　　　　砾轧音　　　　肌力减弱

肩峰下撞击综合征主要有以下症状：疼痛、手抬不起来、运动时手臂发出类似沙子相互摩擦的声音。

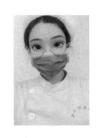

二、检查与治疗篇

>> 怀疑肩峰下撞击综合征需要做哪些检查？

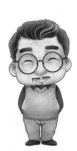

护士，怀疑肩峰下撞击综合征，需要做哪些检查呢？

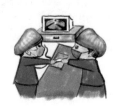
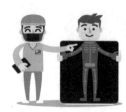
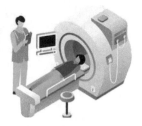

可以做 X 线、MRI、肩关节造影、关节镜检查。

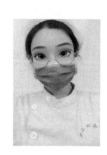

> **什么是撞击试验？**

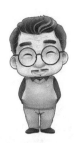

护士，什么是
撞击试验呢？

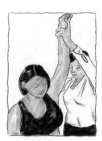
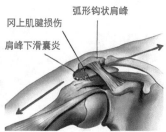

冈上肌腱损伤

肩峰下滑囊炎

弧形钩状肩峰

撞击试验是一种肩部体格检查。如图所示，当您慢慢抬起手臂时，肩关节出现挤压，也就像您开始行走时鞋"打脚"一样，这时如果您感觉到明显疼痛，说明撞击试验为阳性。

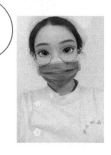

▶ 肩峰下撞击综合征如何治疗？

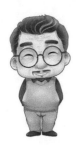

护士，肩峰下撞击综合征如何治疗呢，需要手术吗？

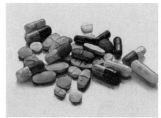
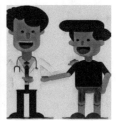

治疗方法的选择需要结合您自身的具体情况。一般会先选择保守治疗，主要是物理治疗、体育疗法、口服非甾体抗炎药等。若保守治疗无效可以选择手术治疗。

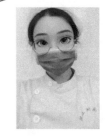

三、康复与护理篇

▶ 肩峰下撞击综合征术前为什么要禁食、禁饮？

护士，肩峰下撞击综合征术前为什么需要禁食、禁饮呢？

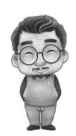

术前遵医嘱禁食、禁饮

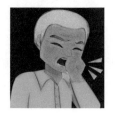

在接受全身麻醉时，我们的吞咽反射会减弱或消失，可能存在反流和误吸的风险。因此术前应保证恰当的禁食和禁饮时间（术前8～12小时禁食、4小时禁饮）。

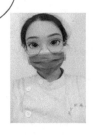

➤ 患有糖尿病、高血压，手术当天早晨能继续吃药吗？

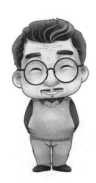

护士，我有高血压和糖尿病，术前需要禁食、禁饮，那我手术当天早上的降压药和降糖药还能吃吗？

降血压的药手术当天早上可以继续按医嘱服用，降血糖的药就不需要吃了。

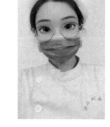

▶ 冷疗有什么作用？

护士，冷疗起到什么作用啊？

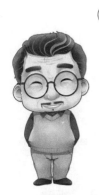

冰袋可以降低您患肢的温度，达到缓解软组织损伤的目的；还可以促进您的毛细血管收缩，缓解局部充血的情况，降低您的肿胀感和疼痛感。

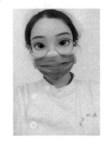

手术后患肢怎么放？

护士，我做手术的
那只手应该怎样放呢？

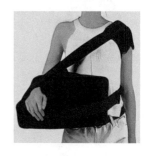

做完手术后患肢
摆放可以如图所示。

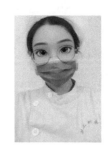

❯❯ 为什么手术后患肢要佩戴支具？

护士，为什么手术后患肢要佩戴支具？

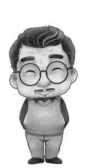

佩戴支具，主要是对手术部位起固定和支撑的作用。

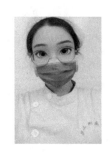

> 佩戴支具对睡姿有什么要求吗？

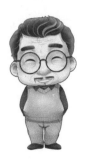

护士，佩戴支具对睡姿有什么要求吗？

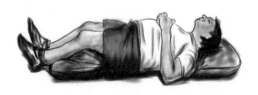
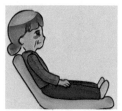

您可以平躺着，尽量不要往您做手术的那一边侧卧，如果您感觉到比较疲劳的话，可以将床头摇高一点，就像躺在沙滩椅上一样。

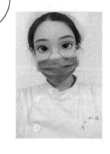

❯ 术后如何进行康复锻炼？

（1）第一阶段（术后 1～2 周）

1）基础训练

温和的肩关节早期被动活动有利于促进腱 – 骨愈合，如握拳运动、肘关节伸屈运动、耸肩运动、钟摆运动。

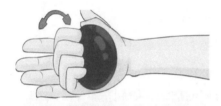

握拳运动

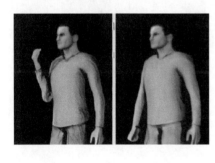

肘关节伸屈运动

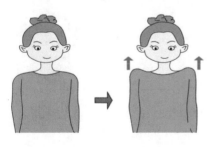

耸肩运动

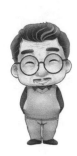

护士，怎么做钟摆运动？

身体向前屈至上身与地面平行，在三角巾和健侧手的保护下摆动手臂。开始时进行前后方向的摆动，等到基本不会感到疼痛后再增加左右方向的摆动，最后再增加划圈的动作，慢慢地增大活动范围，但是不要超过 90°。

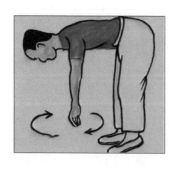

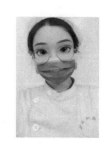

2）关节活动度训练

患肩悬吊固定，在耐受范围内进行前伸、外展、外旋、内收活动训练。

①前伸训练：站在桌子前，把双手放在桌子上支持肩关节，双足后移，使肩关节张开，然后回到起始位置，重复 10 次。

②外展训练：站立位，患侧上肢外展，手放在桌子上，人远离桌子，使肩关节外展角度更大，然后回到起始位置，重复 10 次。

③旋转功能锻炼：坐在桌旁，手及前臂放在桌上，双手握着一根棍子，保持上臂贴胸及屈曲肘关节，健手利用棍子将患手尽量往外侧推动，重复 10 次。

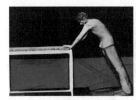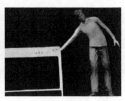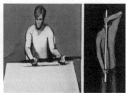

前伸训练　　　　　　外展训练　　　　　　旋转功能锻炼

3）等长肌力训练

等长肌力训练包括前方肌群、后方肌群、内旋肌群、外旋肌群等长收缩练习。

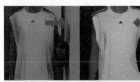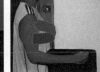

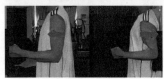

（2）第二阶段（术后 3 ～ 6 周）

去除肩关节支具，在第一阶段的基础上增加肌力的训练，如内外旋肌力训练、外展肌力训练、前伸肌力训练等。

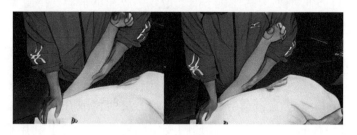

（3）第三阶段（术后 6 周后）

在第二阶段的基础上逐渐增加抗阻肌力的训练。

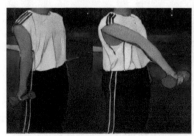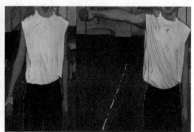

小负荷抗阻

第三章　肩关节习惯性脱位患者的康复与护理

一、概念篇

> 什么是肩关节脱位？

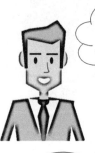

护士，什么是肩关节脱位呢？

正常的肩关节

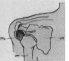

肩关节脱位

人体正常的肩关节犹如高尔夫球稳定地立在球座上，脱位就类似于高尔夫球脱离了球座。简单来说，肩关节脱位就是由于肩关节不稳定导致肱骨头从肩胛骨关节盂里脱出。

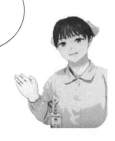

》什么是肩关节不稳？

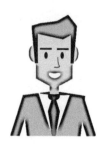

护士，什么是
肩关节不稳呢？

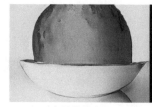
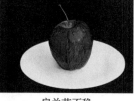

肩关节稳定　　　　　　　　　　肩关节不稳

把肩关节比作碗或盘子，与
肩关节连接的骨头比作苹果，那
么肩关节稳定就如同苹果放在碗
里，较稳固；苹果放在盘子里就
相当于肩关节不稳。

❯ 肩关节脱位过，以后会经常脱位吗？

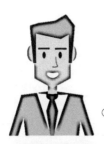

护士，那为什么肩关节会经常脱位呢？肩关节脱位过一次，是不是以后会经常脱位？

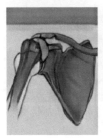 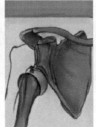 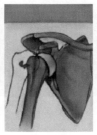 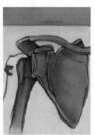

上脱位　　　　下脱位　　　　前脱位　　　　后脱位

我们将您说的这种现象称为肩关节习惯性脱位。外伤后出现脱位导致肩关节的活动受限，因此，以后每次活动角度过大就更容易脱位。

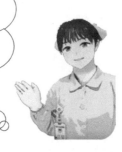

▶ 什么情况下容易发生肩关节脱位？

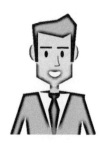

护士，什么情况下容易发生肩关节脱位呢？

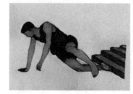

跌倒时

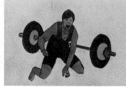

上肢上举重物时

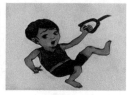

过度牵拉上肢时

在我们的日常活动中，除肩关节发育异常的原因外，暴力因素是肩关节脱位的"头号杀手"。如不慎跌倒时，手掌或肘部着地；上肢上举重物时；过度牵拉上肢……

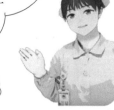

❯ 肩关节脱位有哪些表现？

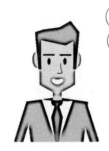

护士，肩关节脱位有哪些表现？

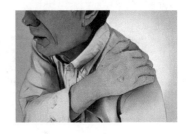

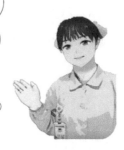

肩关节脱位会出现肩关节周围疼痛、活动障碍，肩关节失去正常的功能。

二、检查与治疗篇

➤ 诊断肩关节脱位应做什么检查？

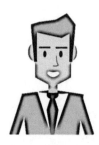

护士，做什么检查能确定是肩关节脱位呢？

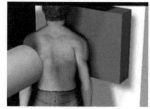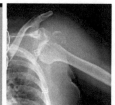

一般来讲，我们是通过X线和CT检查来进行对肩关节脱位的进一步诊断。

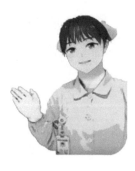

▶ 肩关节脱位只要复位就行了？

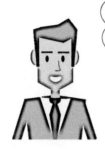

护士，肩关节脱位只需要复位就可以了是吗？

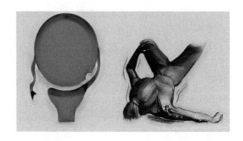

肩关节脱位一般可以通过手法复位，而反复肩关节脱位的患者，则需要通过手术治疗。

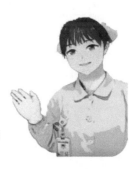

> 肩关节脱位如何进行手法复位?

护士，肩关节脱位的
手法复位是怎样的呢?

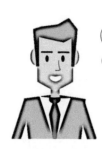
旋转复位法

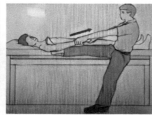
手牵足蹬法

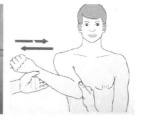
外展复位法

肩关节脱位的手法复位一
般有 3 种方式，可根据不同的
情况采取不同的复位手法。

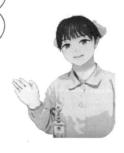

❯ 肩关节脱位的手术风险大吗？

护士，肩关节脱位的手术风险大吗？

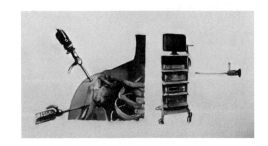

肩关节脱位手术在关节镜下进行，属于微创手术，风险相对来说是较小的。

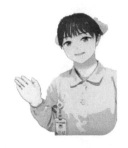

三、康复与护理篇

> 肩关节支具起什么作用？

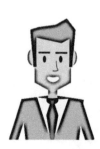

护士，我看病房里有人佩戴肩关节支具，这是起什么作用的？

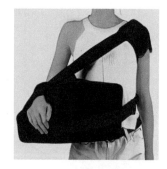

肩关节支具主要是起到稳定肩关节的作用。

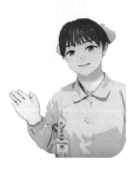

❯ 肩关节手术后多久可以正常活动？

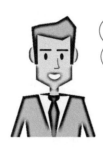

护士，肩关节手术以后多久可以正常活动？

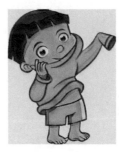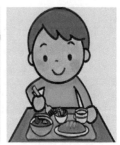

肩关节术后应在医生的指导下循序渐进地进行功能锻炼，一般来说，2个月左右可以恢复生活功能；3个月左右可以在医生的建议下恢复日常工作。

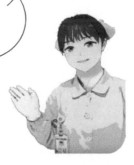

第四章　肩袖损伤患者的康复与护理

▶ 我们的肩袖在哪里？

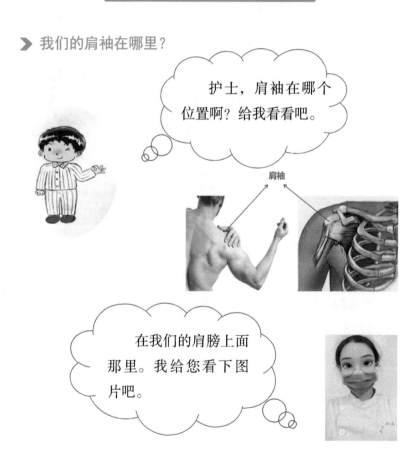

护士，肩袖在哪个位置啊？给我看看吧。

肩袖

在我们的肩膀上面那里。我给您看下图片吧。

➤ 肩袖损伤是怎么回事？

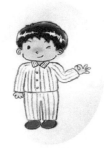

> 护士，肩袖是什么？肩袖损伤又是怎么回事啊？

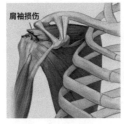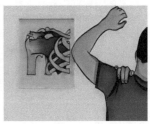

> 肩袖是包绕在肱骨头表面的一些腱性组织。这些腱性组织发生外伤，其实说通俗些就是作为连接的那条筋"断掉"了，从而造成肩袖损伤。

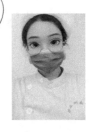

❯❯ 肩袖损伤的主要原因是什么?

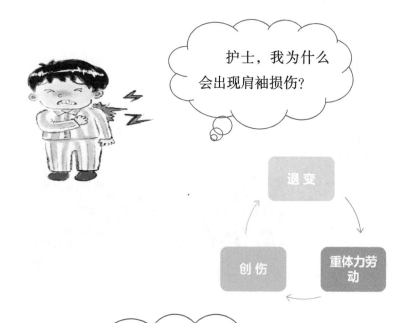

护士，我为什么会出现肩袖损伤?

退变

重体力劳动

创伤

肩袖损伤最常见的原因就是退变和经常做重体力劳动，年轻人患肩袖损伤的主要原因是创伤。

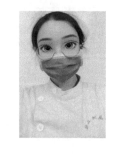

> 肩袖损伤有什么症状？

护士，肩袖损伤有什么症状啊？

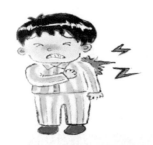

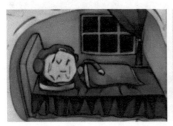 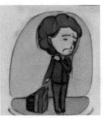 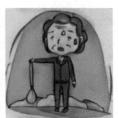

会感到疼痛且会影响睡眠，还有就是提不了重物。

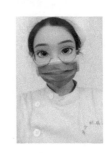

二、检查与治疗篇

❯ 肩袖损伤为什么要做 MRI？

护士，肩袖损伤为什么要做 MRI？MRI 那么贵！

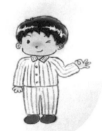

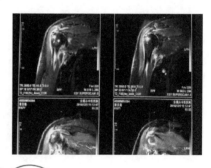

X 线和 CT 是检查骨骼的，肩袖属于与软组织，MRI 对我们的软骨、肌腱、韧带、肌肉等组织都比较敏感，所以要行 MRI 检查以明确诊断。

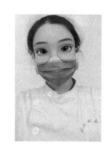

>> 肩袖损伤应该怎么治疗？

护士，肩袖损伤后我应该怎么办啊？

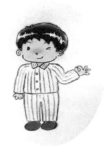

如果受伤时间比较短，对肩关节要求不高，可以保守治疗。但如果保守治疗的效果不理想，建议进行手术治疗。

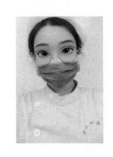

>> 保守治疗的话，应该做什么？

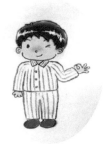

护士，如果我要保守治疗应该怎么做啊？

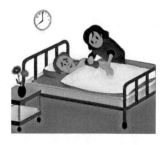

您可以通过制动休息、口服药物、对症治疗等方式来缓解症状。

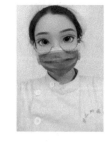

三、康复与护理篇

▶ 术前可不可以吃东西？

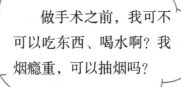

做手术之前，我可不可以吃东西、喝水啊？我烟瘾重，可以抽烟吗？

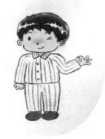

您需要术前 6 小时禁食、4 小时禁饮，以减轻胃肠负担，防止手术过程中呕吐或误吸。应戒烟、禁酒，不吃辛辣刺激性食物，以免引起咳嗽，所以希望您配合哦！

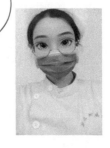

> 做完手术还应该注意什么？

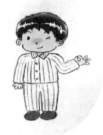

护士，做完手术我还应该注意什么啊？

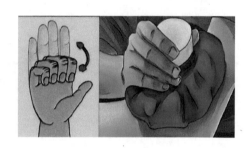

您可以进行握拳运动，以此来促进血液循环，还需要加强肩关节的活动。做完手术后若感觉疼痛，可以使用冰袋进行冷敷。

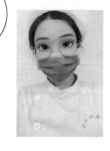

▶ 做完肩袖损伤手术后手可以动吗？

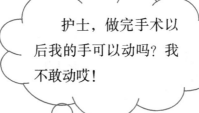

护士，做完手术以后我的手可以动吗？我不敢动哎！

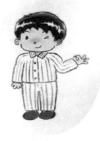

您可以动的，其实您的手应该多运动，这样有利于手部消肿、促进伤口的愈合。

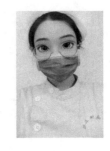

❯ 做完手术以后要怎么进行锻炼？

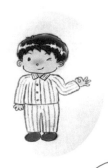

护士，做完手术后我该怎么活动呢?

您别着急！我现在来教您。您看看这些图片哈！

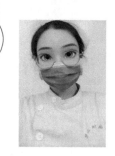

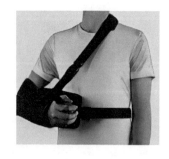

①使用支具将肩关节保持在轻度外展位。术后第 1 天开始肘、腕、手指关节的主动活动，并逐渐增加活动的时间和次数。

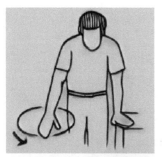

②在不引起肩部疼痛的情况下，进行肩关节被动摆动和划圈练习。在尽量大的运动范围内，做前后、左右被动摆动和顺时针、逆时针划圈练习。

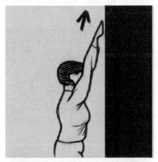

③在不引起肩部疼痛的情况下，逐渐增大肩关节被动活动范围，以不引起疼痛为宜。在无痛范围内进行爬墙训练，每次 15 ～ 20 下，每日 2 次。

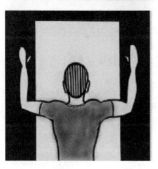

④肘关节可以从被动运动过渡到主动运动。术后 2 周，开始进行耸肩动作练习。术后 6 周，开始进行肩部肌肉主动运动锻炼，但应避免做向外展的力量练习。

>> 烟酒对骨折伤口有影响吗？

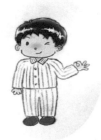

护士，我烟瘾犯了，现在做完手术可以抽烟了吗？

这是一定不可以的。抽烟会影响伤口的愈合，甚至会导致伤口裂开，还会使人体交感神经系统兴奋，从而使末梢血管收缩。这就会对伤口的血供造成影响，从而影响伤口愈合，甚至导致伤口不愈合，严重时会继发感染。

> 肩袖损伤什么时候来复查？

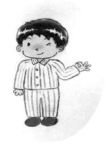

护士，出院以后我要来复查吗？

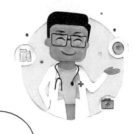

在术后的6周（一个半月）和12周（3个月）两个时间点去手术医生处复查。复查时主要是解决一些您在康复过程中的疑问，以及让医生为您评估功能康复的进度，如果锻炼得不好或方法不对，医生能够及时发现并给予指导。

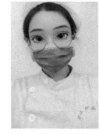

肩袖损伤温馨小提示

就诊科室	骨科	并发疾病	肩关节僵硬、腋神经损伤
		治疗周期	3 ～ 12 个月
英文名称	rotator cuff injury	临床症状	肩关节僵硬
		好发人群	40 岁以上重体力劳动者、运动员
是否常见	是		
		常用药物	美洛昔康、塞来昔布
是否遗传	否	常用检查	X 线、MRI、肩关节造影、关节镜检查

第五章 冈上肌钙化性肌腱炎患者的康复与护理

▶ 什么是冈上肌钙化性肌腱炎？

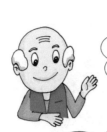

护士，什么是冈上肌钙化性肌腱炎？

肌腱是连接肌肉与骨骼的重要部分。肌腱就像橡皮筋一样，是有弹性的，但是长时间刺激它，就会像用久了的橡皮筋一样失去弹性。冈上肌这块位置的肌腱出现问题，就会导致我们说的冈上肌钙化性肌腱炎。

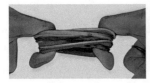

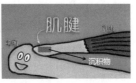

❯❯ 钙化性肌腱炎最常出现在哪个部位？

护士，那这个钙化性肌腱炎最常出现在哪个部位呢？

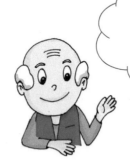

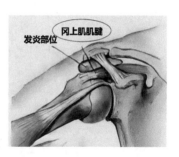

钙化性肌腱炎最常出现的就是冈上肌肌腱这个部位。

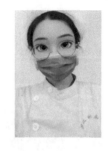

▶ 钙化性肌腱炎为什么最常出现在冈上肌？

为什么最容易出现在这个部位呀？

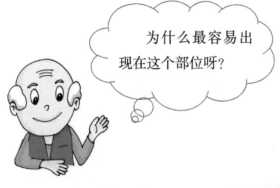

钙盐沉着

冈上肌

因为冈上肌肌腱的血液供应不好，容易形成钙化。所以钙化性肌腱炎最容易出现在冈上肌这个部位。

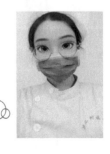

❯❯ 哪类人群容易得钙化性肌腱炎？

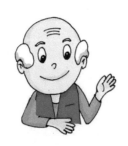

护士，什么样的人容易得冈上肌钙化性肌腱炎呢？

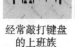

经常敲打键盘
的上班族

长期做家务的
家庭主妇

书写板书的教师

糖尿病患者

吸烟人群

使用肩关节较多，以及有基础疾病和不良生活习惯的人比较容易患冈上肌钙化性肌腱炎，如以上人群。

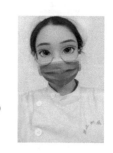

二、检查与治疗篇

▶ 钙化性肌腱炎需要做哪些检查？

护士，冈上肌钙化性肌腱炎需要做哪些检查？

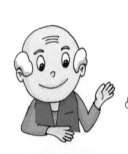

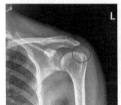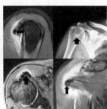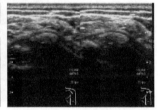

一般做 X 线、CT 和超声检查就可以了。

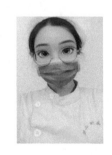

❯ 钙化性肌腱炎有哪些症状？

护士，那出现哪些症状可以考虑是得了冈上肌钙化性肌腱炎呢？

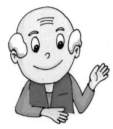

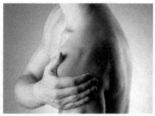

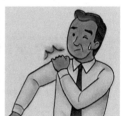

最常见的就是肩膀痛、夜间痛、手抬不起来。

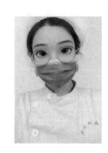

> 钙化性肌腱炎疼痛怎么办？

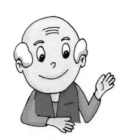

护士，钙化性肌腱炎疼痛有什么办法可以缓解吗？

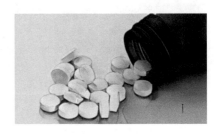

首先需要制动，尽量用健侧的手臂代替患侧的手臂活动，还可以在医生的指导下使用一些非甾体抗炎药。

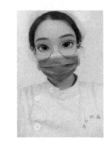

>> 钙化性肌腱炎一定要手术吗？

护士，钙化性肌腱炎一定要手术吗？可以不做手术吗？

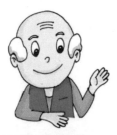

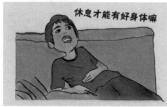

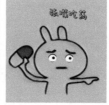

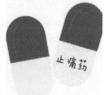

冈上肌钙化性肌腱炎并不是一定需要手术的。我们首先会采取保守治疗，包括休息、镇痛、抗炎等。对于保守治疗效果不佳者医生才会建议手术。

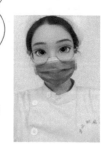

❯ 钙化性肌腱炎还有其他的保守治疗方法吗？

护士，除了常规的保守治疗以外还有没有其他的保守治疗方法？

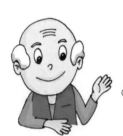

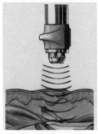

冲击波治疗

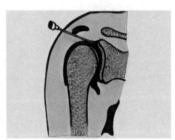

关节腔穿刺

有其他保守治疗方法，如冲击波治疗、理疗、关节腔穿刺灌洗及局部注射类固醇等。

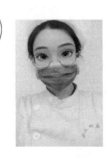

得了钙化性肌腱炎吃什么药？

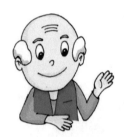

护士，得了钙化性肌腱炎应该吃什么药呢？

以非甾体抗炎药为主，我们常用的有布洛芬、阿司匹林等。

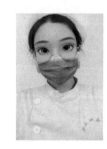

▶ 钙化性肌腱炎可以不吃"抗炎药"吗？

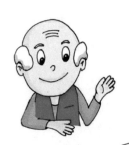

护士，可以不吃抗炎药吗？听说抗炎药吃多了不好，有耐药性。

　　我们大众说的"抗炎药"在医学上实际有两种，一种是"杀"细菌的抗炎药，一种是抗炎镇痛的非甾体抗炎药。治疗钙化性肌腱炎主要是为了达到抗炎镇痛的目的，所以应该用的是非甾体抗炎药（如布洛芬缓释胶囊），不是"杀"细菌的抗炎药（如阿莫西林胶囊）。这类抗炎药不存在所谓的"耐药性"的，您可以放心。

➤ 钙化性肌腱炎的手术原理是什么？

护士，钙化性肌腱炎的手术原理是什么？

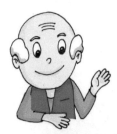

关节镜下的钙化物

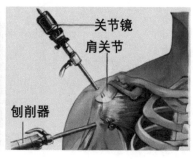

关节镜
肩关节
刨削器

冈上肌钙化性肌腱炎的手术原理是去腐生肌，就是去掉"不好"的钙化物以便长出"好"的肌肉组织。

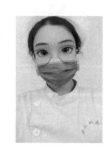

三、康复与护理篇

▶ 钙化性肌腱炎如何锻炼？

护士，钙化性肌腱炎应该怎么锻炼呢？

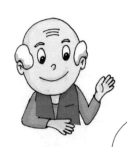

急性期制动，在急性期过后或手术后前 6 周可以进行一些被动运动，适当地活动肩关节；6 ～ 12 周进行肩关节主动运动；12 周以上可以依据个人恢复情况在医生的指导下逐步进行适当的负重运动。

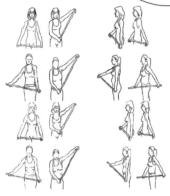

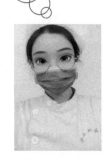

❯❯ 钙化性肌腱炎患者可以拉单杠吗？

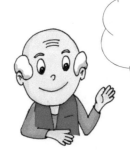

护士，得了钙化性肌腱炎还可以拉单杠吗？

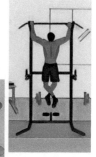

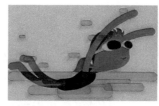

急性期肯定是不可以的。恢复以后要结合复查的结果在医生同意后才能进行。锻炼身体的方法有很多，您可以做一些其他的运动来代替，如慢走、游泳等。

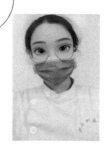

❯ 得了钙化性肌腱炎，穿衣不方便怎么办？

护士，得了钙化性肌腱炎，穿衣服不方便怎么办？

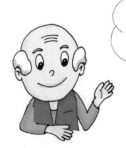

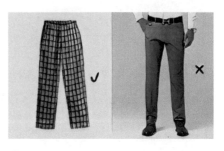

首先，选择宽松的衣服，裤子尽量不要穿紧身的或系皮带的，而是以宽松的、带松紧的为宜。另外，可以多使用健侧的手臂来分担患侧手臂的功能。

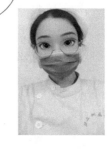

第六章 半月板损伤患者的康复与护理

一、概念篇

▶ 半月板是什么？

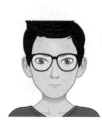

护士，半月板到底是什么？在我们人体的什么位置呀？

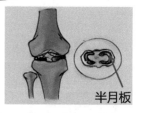

半月板

半月板实际上是两块弹性软骨，位于大腿和小腿之间，由于其形状是弯弯的，像个月牙，所以叫半月板。

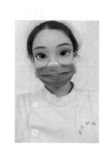

▶ 半月板主要起什么作用？

护士，半月板主要起什么作用呢？

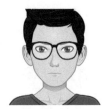

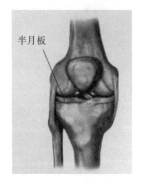

半月板

它主要是能缓冲大腿与小腿骨面的撞击，减少振荡，起到保护关节的作用。

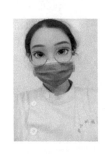

> 半月板是怎么损伤的？

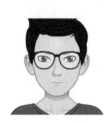

护士，那半月板是怎么损伤的呢?

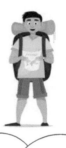
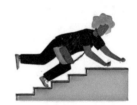

半月板受力超过承受范围就可能发生损伤，甚至撕裂，如快速扭转、弹跳落地时扭动、走路绊倒等。另外老年人因年龄增大也会导致半月板退化，从而造成日积月累的磨损。

▶ 半月板损伤的后果是什么？

护士，半月板损伤会有什么后果呀？

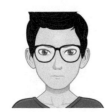

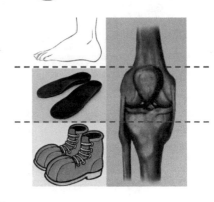

半月板就像我们垫的"鞋垫"，如果这个鞋垫破了或磨损了，"脚"和"鞋子"也会相互磨损，导致软骨损伤，从而产生继发的关节炎。

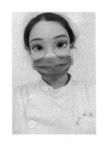

▶ 哪些人群容易损伤半月板？

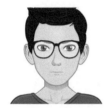

护士，哪些人群容
易发生半月板损伤呢？

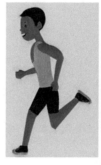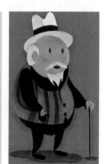

主要有两类：第一类是热
爱运动的青年人群；第二类是
年龄较大的人群。

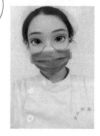

▶ 哪些症状说明是半月板损伤？

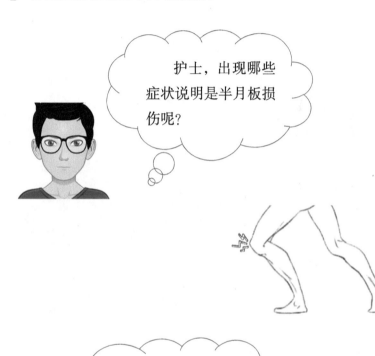

护士，出现哪些症状说明是半月板损伤呢？

主要是疼痛、关节弹响、卡压感这 3 个症状。

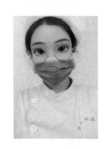

❯ 损伤和撕裂有什么区别？

护士，我听过"半月板损伤"，还听过"半月板撕裂"，这两个到底有啥区别呀？

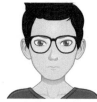

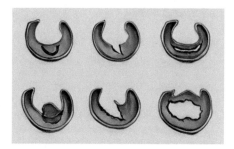

"撕裂"属于"损伤"的一种。损伤是比较笼统的称谓，不一定会有撕裂，如磨损是损伤，而不是撕裂。撕裂，顾名思义，就是裂开了。

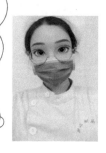

二、检查与治疗篇

▶ 半月板损伤，吃药可以好吗？

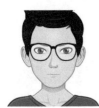

> 护士，半月板损伤吃药可以好吗？

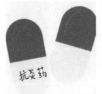

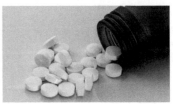

> 这个要依据病情而定，轻度的半月板损伤可以采取保守治疗，药物治疗也是其中一个方面。

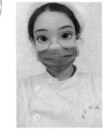

▶ 半月板损伤了，一定要做手术吗？

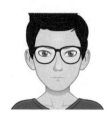

护士，半月板损伤
必须要手术治疗吗？

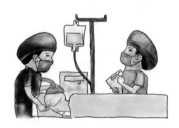

这个要依据具体情况而定，
轻度损伤且没有什么症状，可
以不必手术，但是重度损伤且
有伴随症状，可能就需要进行
手术治疗哦。

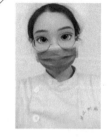

❯ 半月板损伤的保守治疗有哪些？

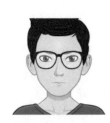

护士，半月板损伤的保守治疗有哪些呢？

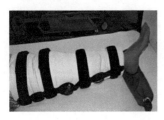

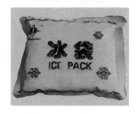

半月板损伤的保守治疗应在医生的指导下进行，包括制动、休息，同时使用抗炎、止痛、对症的药物等。

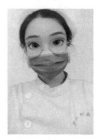

❯❯ 半月板损伤可以用些什么药？

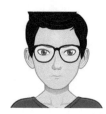

护士，半月板损伤能用些什么药物缓解症状呢？

可以使用非甾体抗炎药进行抗炎、镇痛，如布洛芬、塞来昔布等。还可以用软骨营养药物促进关节软骨的修复，如氨基葡萄糖等。

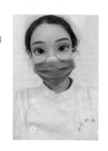

❯ 如何确定半月板损伤的程度?

护士,如何确定半月板损伤的程度呢?

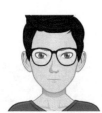

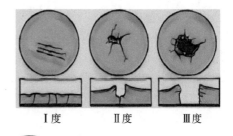

Ⅰ度　　　　Ⅱ度　　　　Ⅲ度

通过 MRI 检查可以评估损伤程度,一共分为 3 度。

Ⅰ度:只有轻微退变或裂开很小的一个缝隙;

Ⅱ度:裂开一个较大的缝隙;

Ⅲ度:半月板已经撕裂。

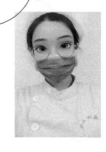

>> 半月板手术是不是很可怕？

半月板手术是不是很可怕？我有点紧张！

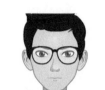

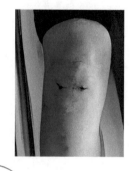

半月板手术大多数都是在关节镜下进行，主要是将半月板毛糙的边缘进行修整切除。半月板手术具有切口小、几乎不留瘢痕、手术风险相对较低、并发症也相对较少的优点。所以您不用太紧张。

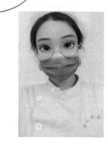

三、康复与护理篇

▶ 半月板损伤术后越早下地越好？

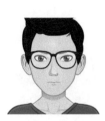

护士，半月板损伤术后是不是越早下地越好？

半月板手术一般有两种，一种是半月板部分切除成形术，一种是半月板的缝合术。前者鼓励患者早下地行走，后者则不建议。所以并不是所有半月板损伤术后都是越早下地行走越好，一定要听医生的专业建议而定哦。

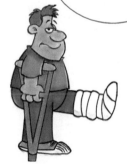

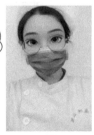

❯❯ 半月板成形术还是半月板缝合修复术？

护士，那什么情况下做半月板成形术，什么情况下做半月板缝合修复术呢？

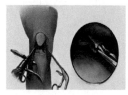 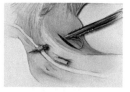

半月板成形术　　　　　半月板缝合修复术

"成形"就是部分切除、修剪的意思。

关节镜下半月板成形术是切除半月板撕裂的部分，适用于对运动要求不高、年纪较大、半月板质地不佳、缝合意义不大的患者。

半月板缝合修复术则是切除质地不佳的部分，再缝合裂口，适用于半月板愈合能力较好的患者。

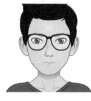

>> 半月板损伤术后还能跑步吗？

护士，半月板损伤术后还能跑步吗？

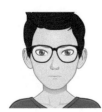

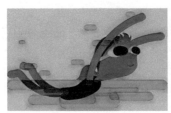

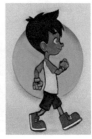

半月板损伤术后是不建议做剧烈运动的，但是可以做一些比较温和的运动，如慢走、游泳等。具体情况还是应该在医生的指导下进行。

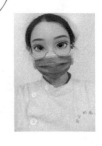

❯ 术后早期要怎么进行功能锻炼？

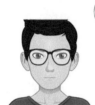

护士，半月板损伤术后早期要怎么锻炼呢？

您跟着我做就可以了。

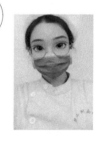

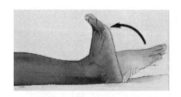

① 踝泵运动，在术后第 2 天就可以进行。将脚背脚尖往上勾，停留 5 ~ 10 秒；再向下绷直脚背，维持 10 秒。

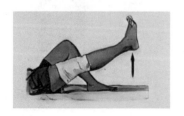

② 直腿抬高，患肢抬起保持几秒再放下，过程中保持膝盖不弯曲。

❯❯ 运动时如何预防半月板损伤？

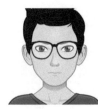

护士，运动时如何预防半月板损伤呢？

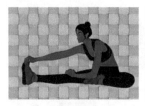

运动后拉伸

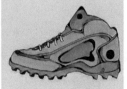

合脚的鞋子

① 运动前要热身，运动后要拉伸。

② 运动时穿着合脚的鞋子。

③ 锻炼应循序渐进。

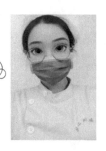

第七章 膝关节前交叉韧带损伤
患者的康复与护理

> 前交叉韧带是什么？

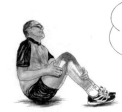

护士，什么是
前交叉韧带呀？

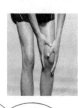
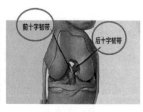

前交叉韧带是位于膝
关节内，从股骨（大腿）
后侧向前连系于胫骨（小
腿）的一条韧带。

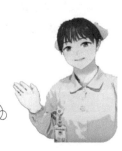

▶ 肌腱和韧带有什么区别？

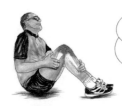

护士，肌腱和韧带是一样的吗？

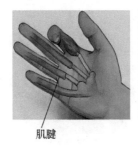

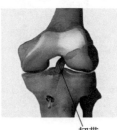

肌腱　　　　　　　　　　　　　韧带

当然不是哦！

　　肌腱一般是肌肉的肌腱部分，肌肉通过肌腱与骨的止点连接，起到活动关节的作用。

　　韧带主要是连接两骨间的纤维结缔组织，起到稳定膝关节的作用。

➤ 运动都容易引起膝关节韧带撕裂吗？

护士，运动都容易引起膝关节韧带撕裂吗？

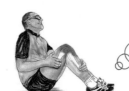

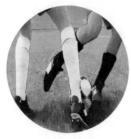
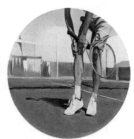

并不是所有运动都会引起交叉韧带撕裂。

但运动越激烈，就越容易受伤！如足球、网球、篮球、排球、舞蹈、体操等。所以我们在运动中要特别注意哦！

❱❱ 运动受伤后，怎么判断自己是前交叉韧带损伤？

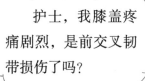

护士，我膝盖疼痛剧烈，是前交叉韧带损伤了吗？

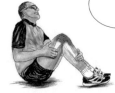

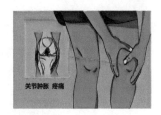

关节肿胀 疼痛

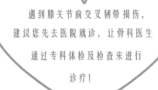

您别紧张哈！如果前交叉韧带损伤了，我们会出现图中的症状哦！

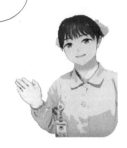

遇到膝关节前交叉韧带损伤，
建议您先去医院就诊，让骨科医生
通过专科体检及检查来进行
诊疗！

二、检查与治疗篇

>> 什么检查能诊断是前交叉韧带损伤？

护士，我怎么判断自己是否是前交叉韧带损伤呢？

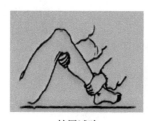

抽屉试验

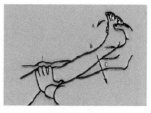

拉赫曼试验

首先要到正规医院，一般需要专科医生面诊查体并结合病史做出合适的检查后再判断损伤情况。

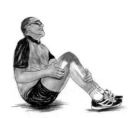

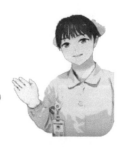

▶ 前交叉韧带损伤，只拍 X 线片可以吗？

护士，前交叉韧带损伤后，只拍 X 线片可以吗？

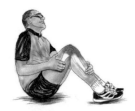

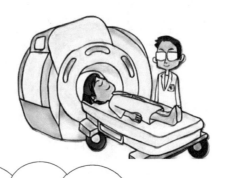

　　X 线或 CT 检查不能很好地显现韧带等软组织的损伤情况，需要应用 MRI 检查来明确韧带损伤的程度。
　　但一般仍需要行 X 线或 CT 检查来排除是否有骨折等损伤哦！

≫ 前交叉韧带损伤了怎么办？

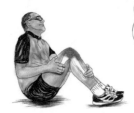

护士，前交叉韧带损伤了怎么办？

别紧张，首先要采取应对措施！

① 立即冷敷以消肿止痛；

② 有条件的要进行加压包扎或佩戴护具，减少再出血，并且一定要及时到医院检查哦！如果拖延治疗或在损伤没有恢复好的情况下继续运动，不仅会发生再次损伤，还有可能导致其他的损伤。

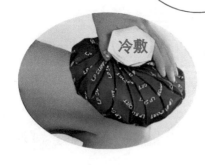

冷敷

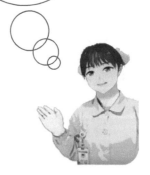

>> 损伤后可以吃药缓解疼痛吗？

护士，前交叉韧带损伤后，膝盖好痛，有什么药可以吃吗？

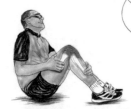

当然可以！如果疼痛严重，可以服用非甾体抗炎药，如塞来昔布胶囊、布洛芬缓释胶囊等。

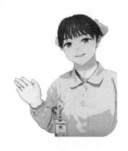

❯❯ 膝关节前交叉韧带断裂了怎么办？

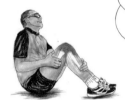

护士，前交叉韧带断裂了怎么办，需要手术吗？

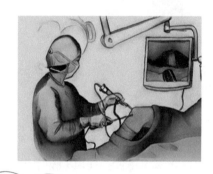

关节镜下手术重建是最佳的治疗方案！

通过手术治疗，能够使韧带得到解剖和功能上的修复。

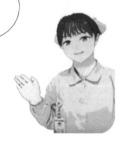

三、康复与护理篇

▶ 手术后要佩戴支具吗？

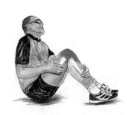

护士，做完手术了，要戴这个支具吗？

　　当然要佩戴专门可以调节活动角度的支具，可先在皮肤上包一条毛巾，然后再佩戴哦！

　　一般术后第 1 周活动角度在 15° 以内，第 2 周调至 30° ，医生会根据您的实际康复情况进行调节。

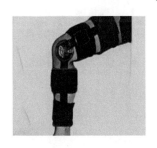

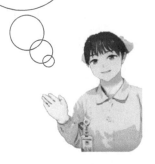

▶ 术后关节肿胀怎么办？

护士，手术好几天了，感觉膝盖还是肿的，怎么办？

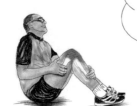

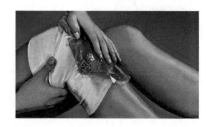

别紧张哦！重建术后膝盖一般都会有肿胀过程。

随着术后时间的延长，肿胀会慢慢好转，行走后肿胀也会慢慢消退，可以用冰敷膝关节，一次 15～20 分钟。

▶▶ 术后近期要怎么进行功能锻炼？

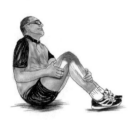

护士，你能教教
我膝盖怎么活动吗？
我想早点出院呢！

好的！您跟着我
做就好，很简单，就
2 个步骤！

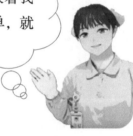

1	2
肌肉力量练习	关节活动度练习
术后可以开始进行股四头肌收缩练习、踝泵运动及直腿抬高练习。	术后开始可进行膝关节屈曲练习，如坐位屈膝、髌骨推移练习等，锻炼需遵循医嘱。

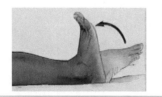

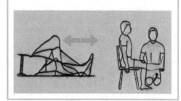

❯❯ 术后远期要怎么进行功能锻炼？

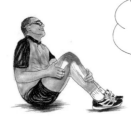

护士，术后远期我要怎么进行锻炼呀？

同样，您跟着我做就好，很简单，也是 2 个步骤！

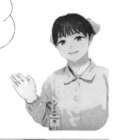

1	2
行走练习	功能强化练习
术后远期在有保护的情况下，练习踩地。伤肢迈向健肢前一肩距离，开始时健肢全部承重，伤肢脚跟触地。遵循医嘱，循序渐进。	术后远期在有保护的情况下，练习静蹲、滑墙等。遵循医嘱，量力而行。

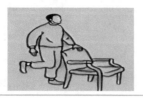

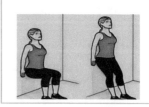

> 手术后为什么会感觉刀口周围皮肤麻木？

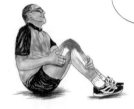

护士，我总是感觉刀口周围皮肤麻木，这是为什么，会有影响吗？

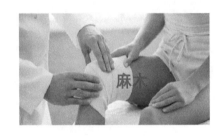

麻木

不用太过紧张！

这是因为手术需进入关节腔操作，可能会刺激皮肤的感觉神经，一般会慢慢恢复。

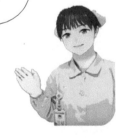

▶ 康复后走路会"瘸"吗？

护士，我好担心，以后我走路会瘸吗？

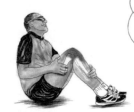

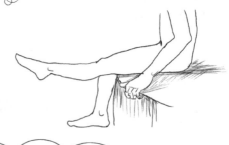

大部分情况下不会！主要是膝关节周围肌肉萎缩，所以我们要通过加强力量练习来避免！如踢腿—伸膝关节动作练习，行走时找双下肢平衡的感觉！

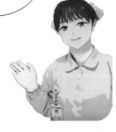

➤ 做完手术后，膝盖能伸直吗？

护士，我的膝盖
以后能伸直吗？

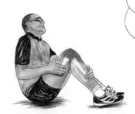

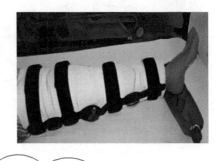

别担心！大部分都能！
手术后短期内膝关节伸直比
较困难，需要通过踝关节、足跟
等锻炼才能恢复。所以您一定要
配合好好锻炼哦！

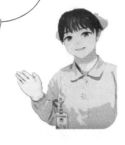

> 如何预防膝关节交叉韧带损伤？

护士，以后怎么预防运动中膝关节交叉韧带损伤呢？

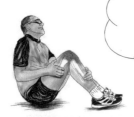

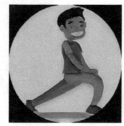 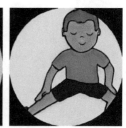

以后要在运动前做好热身活动哦！

量力而行，保持一定的体力训练，不要体力透支，提高关节的灵活性和稳定性，有效地预防膝关节的损伤。

第八章　脊柱侧弯患者的
康复与护理

▶ 脊柱侧弯是什么？

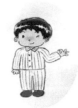

护士，脊柱侧弯是什么？

脊柱侧弯又称为脊柱侧凸，是指脊柱偏离身体中线而向侧方弯曲，或伴椎体的旋转而向前后方扭曲，像麻花一样。常表现为双肩不等高、后背左右不平、骨盆倾斜或双下肢不等长等。

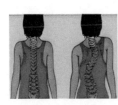

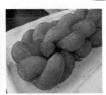

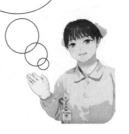

▶ 脊柱侧弯的发病原因是什么?

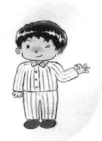

护士,什么原因
会导致脊柱侧弯呢?

脊柱侧弯的病因大致分为结构性和非结构性
2种。结构性脊柱侧弯以青少年多见,其中特发性
和先天性常见;成年人侧弯多为退变性脊柱侧弯。

①特发性脊柱侧弯是青少年脊柱畸形最常见
的类型。

②先天性脊柱侧弯与脊柱发育畸形有关,
半椎体、分节不良是最常见的类型。

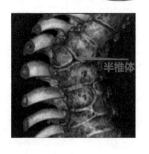

半椎体

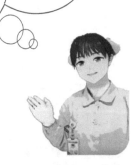

▶ 脊柱侧弯会带来哪些危害?

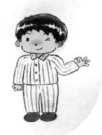

护士,脊柱侧弯会带来哪些危害呢?

脊柱侧弯不仅会影响患者的形体美观,还会造成肌肉紧张,导致背痛。若不及时发现和治疗,可发展成非常严重的畸形,并可影响心肺功能,严重时会导致瘫痪,甚至死亡。

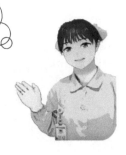

❯ 如何在家自查孩子是否患上脊柱侧弯？

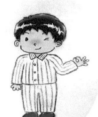

如何在家自查孩子是否患上脊柱侧弯？

方法一：亚当斯身体前屈试验，是目前国际通用、简便易行的前屈试验检查方法，要求被检测者脚跟并拢，双腿伸直，躯干前屈 90°。如果脊柱有侧弯旋转的情况，会形成"剃刀背"，即像驼峰一样的畸形。

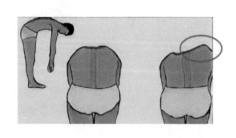

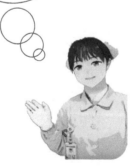

方法二："四横一竖"，用 5 条线来判断是否脊柱侧弯，这 5 条线中任何 1 条异常，都属于躯干不对称。"四横"指两个肩关节、肩胛骨下角、腰窝、髂嵴分别在一条线上，即 4 条平行线。

　　"一竖"指脊柱的各棘突在 1 条线上。

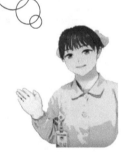

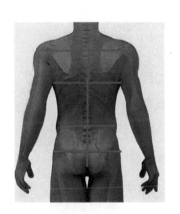

▶ 生活中还有哪些因素会影响我们的脊柱健康？

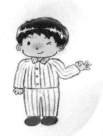

护士，生活中还有哪些因素会影响我们的脊柱健康？

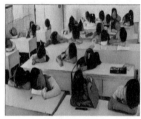
错误

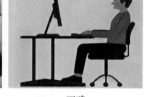
正确

学龄儿童应避免不良的生活习惯，如趴在桌子上睡、跷二郎腿、"葛优瘫"、背包太重、背单肩包，以及不良的坐姿、站姿、睡姿等，这些因素都会影响脊柱健康。

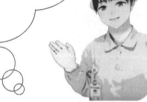

❯ 日常我们做什么可以预防脊柱侧弯？

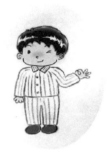

日常我们做什么可以预防脊柱侧弯呢？

5·21
世界脊柱健康日
早查早防
呵护新苗

脊柱侧弯的最佳防治策略是早发现、早诊断、早治疗，应在学校内推广脊柱侧弯防治知识，定期进行脊柱侧弯的筛查，平时多参加体育锻炼。

二、检查与治疗篇

❯❯ 做什么检查可以确诊脊柱侧弯？

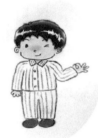

护士，怀疑有脊柱侧弯需要做什么检查确诊呢？

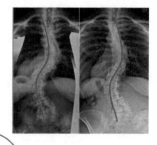

脊柱侧弯属于骨科的范畴，您可以前往骨科就诊，医生会结合查体及站立位全脊柱 X 线检查来诊断。

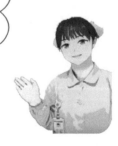

▶ 保守治疗方法有哪些？

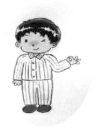

护士，保守治疗的方法有哪些呢？

①观察：每6个月复查1次，关注侧弯的发展情况。

②运动矫正：对于轻度侧弯患者，可以通过加强肌肉锻炼使凸侧肌肉更加有力，纠正侧凸。常用的方法包括游泳及吊单杠，对特发性侧弯效果更好，先天性侧弯收效甚微。

③支具治疗：适用于年龄小的患者，侧凸角度在20°～40°，对于柔软性侧弯治疗效果好。每日佩戴16～23小时，治疗期间需要定期复查，按时调整或更换支具。若支具治疗无效，侧凸角度超过40°～50°，应考虑手术治疗。

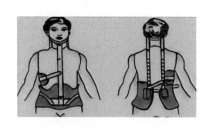

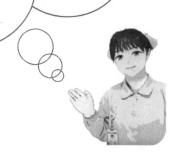

▶ 什么样的脊柱侧弯需要手术？

护士，什么样的脊柱侧弯需要手术呀？

以下是我们青少年特发性脊柱侧弯的治疗原则。

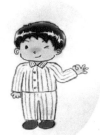

青少年特发性脊柱侧弯的治疗原则

Cobb角度级	Risser 征0级/月经前（女）	Risser 征1~2级/月经（女）1.5~2年	Risser 征3~5级/月经（女）>2年
<25°	观察	观察	观察
25°~45°	支具（>20°开始）	支具	观察
>45°	手术	手术	手术

>> 脊柱侧弯都要手术治疗吗？

护士，听说脊柱侧弯的手术风险很高，对吗？我有些害怕！

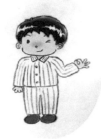

非常能理解您的顾虑，但不是每个脊柱矫形手术风险都很高，因此我们要尽早治疗，把手术风险降到最小，把伤害降到最低。

三、康复与护理篇

❯❯ 手术前需要做什么准备？

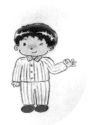

护士，手术前需要做什么准备呢？

①首先尽量放松心情，以最好的状态迎接手术。
②大小便训练。我们会指导您术前练习床上大小便。
③呼吸训练。练习深呼吸，跟我做，先深吸一口气，再把气完全吐出，尽可能达到最大通气量，每日 3 次，每次 5～10 分钟。

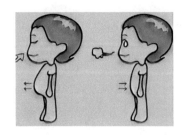

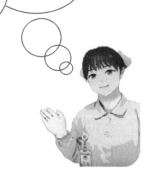

> 做完手术后可以动吗？

护士，做完手术以后可以动吗？我不敢动呢。

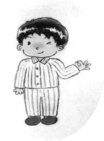

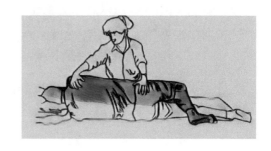

做完手术麻醉清醒后，我们四肢都是可以活动的，当然我们腰背的活动还是有限制的，应轴线翻身，翻身动作要轻柔。

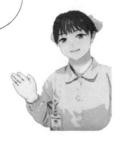

❱ 做完手术以后要怎么进行锻炼？

术后 1～3 天

①踝泵运动：踝关节用力缓慢地屈伸，每日 3～6 组，每组 30 分钟，每次屈伸维持 5 秒。

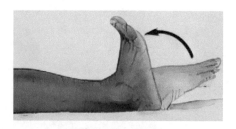

②股四头肌运动：腿伸直将膝盖放在床上，收紧大腿前面的肌肉，屏住 5 秒，放松，再重复 5 次。

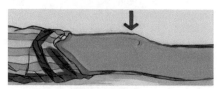

紧绷大腿肌肉

③臀肌训练：轻微地屏住臀部，坚持 5 秒，放松，然后重复 5 次。

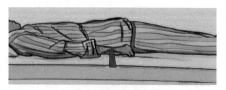

夹紧臀部肌肉

▶▶ 做完手术以后什么时候能下床？

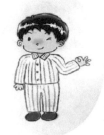

护士，做完手术我什么时候可以下床呢？

一般术后 1～5 天可佩戴支具下床站立，但具体时间需要根据您的手术大小决定。

改变体位遵循"三步曲"：平躺 30 秒，坐起 30 秒，站立 30 秒，且要有专人看护，预防因重心的改变引发头晕、心慌及步态不稳而跌倒。

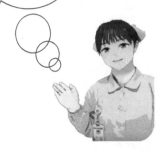

>> 佩戴支具需要注意什么？

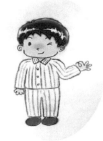

护士，佩戴支具
需要注意什么呢?

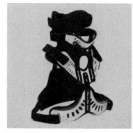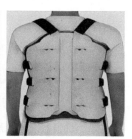

①起身前，将支具戴好；平卧
后，再将支具撤去。

②佩戴时松紧合适，根据自身情
况调节。

③支具佩戴时间为 6 ~ 12 周。

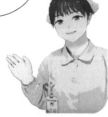

❯ 做完手术还应该注意什么？

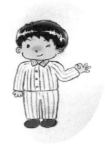

> 护士，做完手术
> 我还应该注意什么啊？

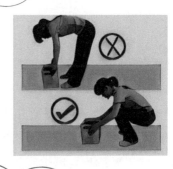

> ①术后3个月内避免扭腰、弯腰、后仰、盘腿等动作。
> ②避免负重，1年内不宜进行剧烈运动。
> ③骨质疏松的老年患者，应进行持续的抗骨质疏松治疗。

❯❯ 出院后需要复查吗？

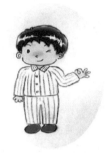

护士，出院以后我要来复查吗？

您需要在术后的 1 个月、3 个月、6 个月、1 年、2 年定期复查。复查时主要是解决一些您在康复过程中的疑问，以及让医生为您评估功能恢复的进度，如果锻炼得不好或方法不对，医生能够及时发现并给予指导。

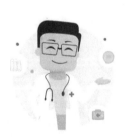

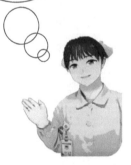

第九章 胸腰椎压缩性骨折患者的康复与护理

一、概念篇

▶ 我们的胸腰椎是什么样子的？

护士，胸腰椎是什么样子的呢?

我们一起来看下图片吧！

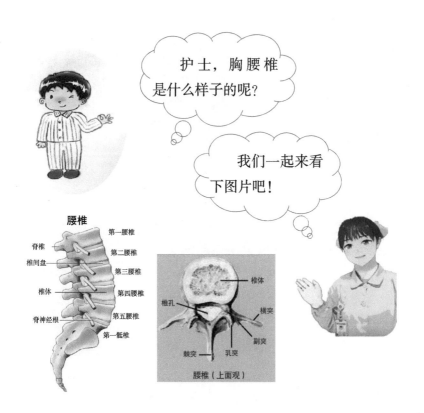

腰椎

脊椎
椎间盘
椎体
脊神经根

第一腰椎
第二腰椎
第三腰椎
第四腰椎
第五腰椎
第一骶椎

椎体
椎孔
横突
副突
棘突
乳突

腰椎（上面观）

> 胸腰椎压缩性骨折是怎么回事？

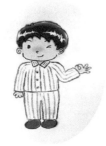

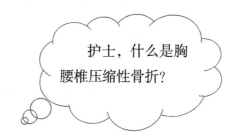

护士，什么是胸腰椎压缩性骨折？

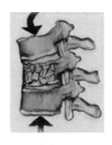

骨质脆弱，轻微受力可导致压缩性骨折

胸腰椎压缩性骨折是胸腰椎椎体骨折产生压缩性断裂，骨质受到破坏了。

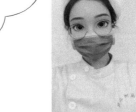

❯ 胸腰椎压缩性骨折的主要原因是什么？

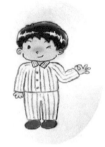

护士，我为什么会出现胸腰椎压缩性骨折？

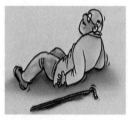
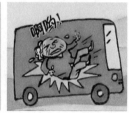

胸腰椎压缩性骨折最常见的是外伤所致，部分是老年人骨质疏松，骨质量、骨密度、骨强度下降，无法承载过度的暴力冲击所致。

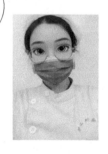

❯❯ 胸腰椎压缩性骨折有什么症状？

护士，胸腰椎压缩性骨折有什么症状呢？

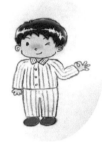

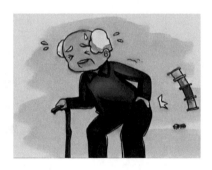

胸腰椎压缩性骨折会有腰部的疼痛和活动受限，翻身、起床时疼痛加剧等症状。

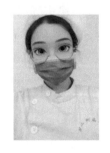

二、检查与治疗篇

➤ 胸腰椎压缩性骨折要做什么检查？

护士，那我应该做什么检查呢?

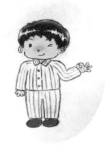

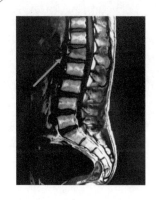

一般需要做 X 线和 CT 检查，MRI 检查可明确诊断。

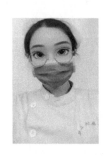

> **胸腰椎压缩性骨折该怎么治疗？**

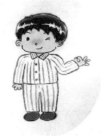

护士，那胸腰椎压缩性骨折应该怎么治疗啊？

要看椎体压缩的严重程度。一般椎体轻度骨折，可先保守治疗。如果椎体严重骨折，那就需要进行手术治疗。

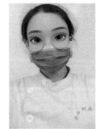

▶ 保守治疗的话，应该怎么做？

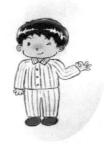

护士，如果我要保守治疗应该怎么做啊？

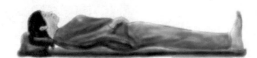

根据病情需要卧床休息6～8周，疼痛时可遵医嘱使用镇痛药。若合并骨质疏松，可遵医嘱使用骨化三醇、钙剂、维生素D等。

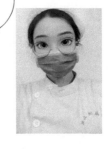

➤ 手术治疗的话，采取什么手术方式？

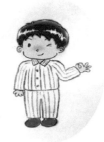

护士，如果我要手术治疗，要做什么手术啊？

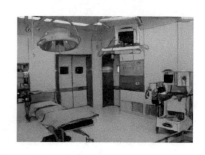

一般来说，青壮年患者建议行椎体钉棒内固定术。因骨质疏松导致骨折的老年患者，可行经皮椎体成形术或经皮椎体后凸成形术。

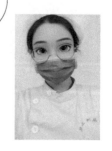

> 什么是椎体钉棒内固定术？

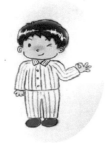

护士，椎体钉棒内固定术是怎么做的啊？

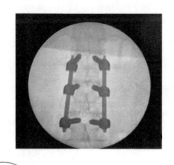

这个手术是在去除后侧的附件结构椎板以后，通过钉棒系统把不稳的脊柱固定起来。

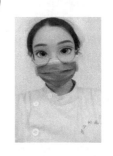

>> 什么是椎体的微创手术？

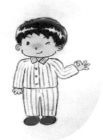

护士，什么叫经皮椎体成形术啊？

这是个微创手术，是在影像设备引导下，通过专用穿刺装置直接或在成形后向椎体病变中注入骨水泥，从而达到增加椎体强度或恢复椎体形状的目的。

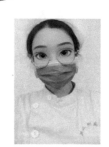

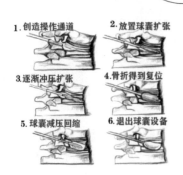

1.创造操作通道　　2.放置球囊扩张

3.逐渐冲压扩张　　4.骨折得到复位

5.球囊减压回缩　　6.退出球囊设备

三、康复与护理篇

▶ 手术可不可以吃东西？

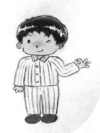

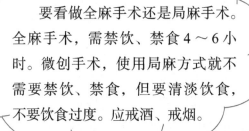

做手术之前，我可不可以吃东西、喝水啊？我烟瘾重，可以抽烟吗？

要看做全麻手术还是局麻手术。全麻手术，需禁饮、禁食4～6小时。微创手术，使用局麻方式就不需要禁饮、禁食，但要清淡饮食，不要饮食过度。应戒酒、戒烟。

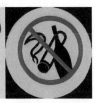

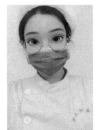

>> 做完手术后我可以活动吗？

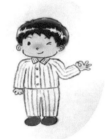

护士，我做完手术后可以活动吗？

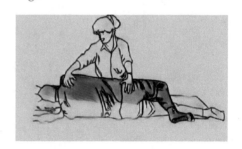

术后返回病房，您的手脚就可以活动，需要翻身时应使头肩部和腰、腿保持在一条直线上，同时同向轴线翻身。

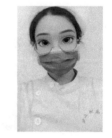

▶ 手术后应该注意什么？

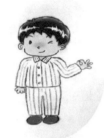

护士，做完手术我还应该注意什么啊？

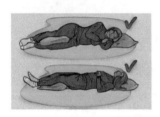

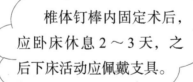

微创手术术后，应以卧床休息为主，尽量不要弯腰用力。

椎体钉棒内固定术后，应卧床休息 2～3 天，之后下床活动应佩戴支具。

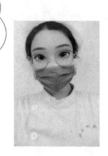

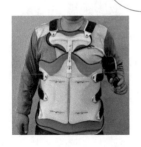

> 手术后要怎么进行锻炼？

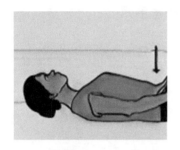

1. **收腹**

   仰卧屈膝，双手置于肋下，
   收缩腹肌使肋骨下沉，
   坚持 5 秒后放松，
   重复 10 次。

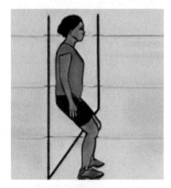

2. **墙下蹲**

   倚墙直立，双脚距墙 30 cm，
   缓慢屈膝 45°，身体下移，
   坚持 5 秒后站起，
   重复 10 次。

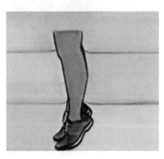

3. **抬足跟**

   倚墙直立，双脚距墙 30 cm，
   缓慢上抬和下移足踝，
   重复 10 次。

▶ 胸腰椎压缩性骨折什么时候来复查？

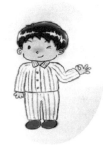

护士，出院以后
我要来复查吗？

在术后的第 3 个月来医院复
查。复查时主要是查看骨折处是
否愈合，如果在家还有疼痛不适，
应及时告知医生。

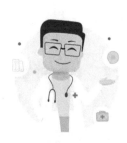

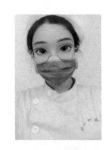

第十章 腰椎间盘突出症患者的康复与护理

一、概念篇

▶ 腰椎间盘突出症还是腰肌劳损？

护士，我经常腰痛，是腰椎间盘突出症还是腰肌劳损呀？

腰椎间盘突出症和腰肌劳损都会出现腰痛的表现，简单来说，腰肌劳损主要是由于腰部肌肉及其附着点的筋膜或骨膜的慢性损伤性炎症导致的。急性腰扭伤及长期反复过度用腰都有可能导致腰肌劳损。而腰椎间盘突出的问题则出在脊椎本身，所以具体的疼痛点不太一样。

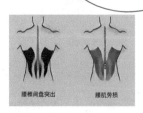

腰椎间盘突出　　　腰肌劳损

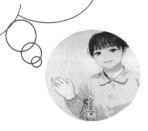

> ❯❯ 什么是腰椎间盘突出症？

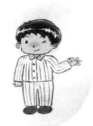

护士，听起来腰椎间盘突出症更严重，那腰椎间盘突出症是什么呢？

　　上下两节脊椎骨中间的组织叫椎间盘，椎间盘形如椎体之间的"海绵垫"，起缓冲作用。它可以像果冻一样随着外界的压力而改变形状和位置。由于外伤、退行性病变等原因造成椎间盘的各部分发生结构改变，出现纤维环后凸或断裂，髓核组织从破裂的纤维环处脱出而压迫神经，由此引起的综合征即称为腰椎间盘突出症。

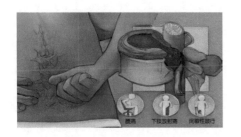

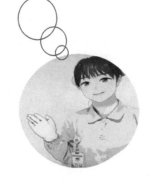

➤ 腰椎间盘突出症有哪些临床表现？

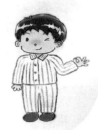

腰椎间盘突出症经常会出现什么症状呢？

腰椎间盘突出症常表现为腰痛、下肢放射痛、麻木、无力；可能出现脊柱侧凸、腰椎活动度减少、肌肉萎缩或肌力下降等。

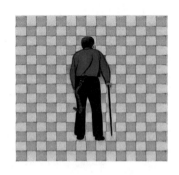

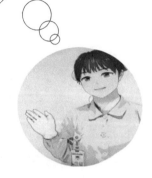

➤ 腰椎间盘突出症的病因有哪些？

护士，这腰椎间盘突出症是什么原因引起的呢?

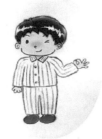

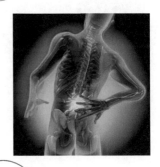

腰椎间盘突出症由以下几个原因引起：
①腰椎间盘退行性病变；
②损伤；
③遗传因素；
④体重增加。

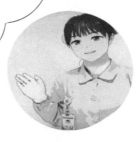

二、检查与治疗篇

➤ 腰椎间盘突出症要做哪些检查？

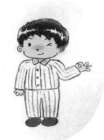

> 护士，腰椎间盘突出症要做什么检查呢？

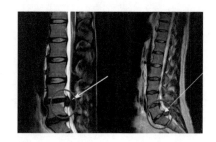

> 首选 MRI——能显示脊髓、髓核、脊神经根和马尾神经的情况。

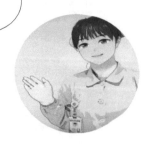

> 腰椎间盘突出症可以保守治疗吗？

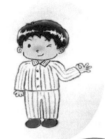

我这样可以保守治疗吗？听到做手术我就害怕。

对于症状较轻，病程较短的患者来说，可以进行如下保守治疗：①严格卧床休息；②理疗、推拿和按摩；③持续牵引：应用骨盆带牵引，增大椎间隙，缓解疼痛。骨盆带牵引的重量一般为 7～15 kg，持续 2～3 周。也可进行间断牵引，每日 2 次，每次 1～2 小时。

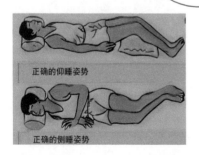

正确的仰睡姿势

正确的侧睡姿势

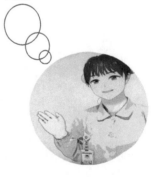

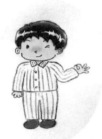

护士，您说的严格卧床休息是什么意思呢？

在急性发作期间，应当严格卧床休息，减少或停止弯腰工作，可减轻上半身的重量对腰椎的压力，减少腰椎的负重及其周围组织的张力，有条件的话应当卧硬板床，1周后可逐渐下床做一些轻微的活动。但是过分卧床休息有时反而会导致神经根粘连。

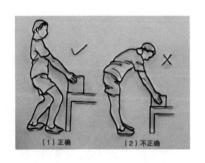

（1）正确　（2）不正确

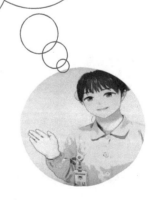

❯❯ 腰椎间盘突出症的手术适应证有哪些？

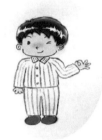

如果我进行保守治疗后没有效果，还是感觉疼痛怎么办？

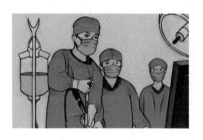

对于保守治疗无效、巨大或骨化椎间盘、中央型椎间盘压迫马尾神经者可选择手术治疗。

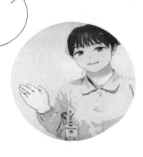

三、康复与护理篇

▶ 腰椎间盘突出症术后何时能下床？

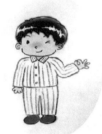

> 护士，如果做了手术，那什么时候能下床呢？

> 做完手术后，以卧床休息为主，同时提倡尽早下床，进行康复训练。

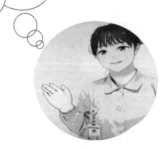

▶ 术后如何佩戴腰围？

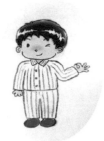

护士，做完手术后需要佩戴腰围，买什么样的腰围比较好呢？

腰围的选择方法：腰围主要用于支撑腰部，所以腰围材料内一定要有硬性的高弹性支撑条，而且达到足够的宽度，可以覆盖整个腰骶部肌肉，紧紧裹住腰骶部，患者站立时，腰围可以支撑部分体重，以减少腰椎的负荷。佩戴方法如图所示。

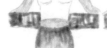

1. 展开护腰带，置予腰间位置，将带有尺码标签一面朝内。

2. 双手拉近护腰两侧，将护腰从腰后环绕过来。

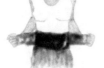

3. 护腰固定好位置后，拉开两侧 V 型弹力带，并粘贴固定好。

4. 佩戴好后根据个人舒适度调节松紧即可。

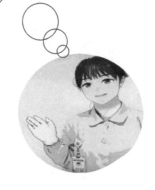

▶ 腰椎间盘突出症术后指导

护士，我做完手术后可以动么？

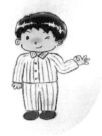

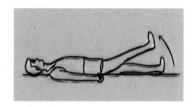

术后返回病房就可以适当进行下肢锻炼和轴线翻身，这样可以预防下肢深静脉血栓和压力性损伤。下面我来教您怎么做。

>> 腰椎间盘突出症术后功能锻炼

踝泵锻炼：术后尽早开始，一般麻醉清醒后可进行，持续到可下床活动。

方法：踝关节用力缓慢地屈伸，每日 3～6 组，每组 30 分钟，每次屈伸维持 10 秒。

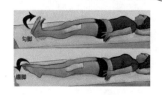

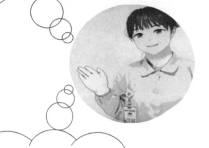

轴线翻身：术后尽早开始，卧床时翻身应行轴线翻身。

方法：护理者一手托肩，一手托臀，同时用力向近侧翻动。

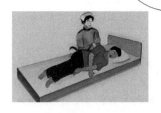

直腿抬高锻炼：术后第 1 天可以开始被动抬高训练（由家属帮助反复交替抬高下肢）。

方法：下肢伸直，抬高，双腿交替进行，抬高 30°～70°，循序渐进。

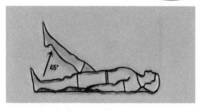

术后 1 个月可根据恢复情况进行如下锻炼：①双桥练习；②飞燕式背肌练习；③多点支撑练习。

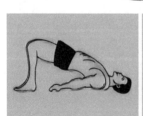

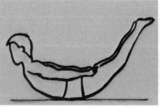

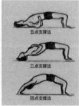

▶ 日常生活中该怎么进行腰椎保健？

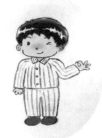

护士，我出院以后该怎么保护腰椎呢？

以下是日常生活中正确和错误的行为，您要尽量避免不良行为，正确保护腰椎。

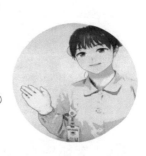

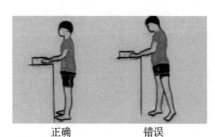

正确　　　　　错误

①取东西时要面向桌子，两脚打开与肩同宽，不能侧身工作。

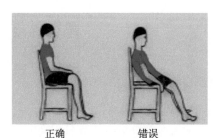

正确　　　　错误

②背部紧贴椅背坐端正，坐时背部与椅背、椅面不能呈三角支撑。

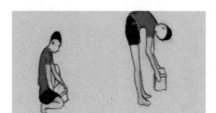

正确　　　　错误

③搬东西时要蹲下拿取，不能直腿弯腰将东西搬起。

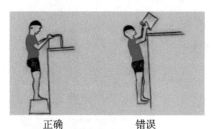

正确　　　　错误

④拿取适当高度的物品，尽量不做高举的动作。

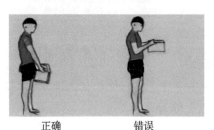

正确　　　　错误

⑤将所搬运物品靠近身体并尽量放低，不要将所搬运物品上提。

>> 什么时候复查？

护士，出院以后
我要来复查吗？

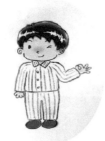

　　您需要在术后的第 6 周（一个半月）
和第 12 周（3 个月）两个时间点来门诊复
查。复查时主要是解决一些您在康复过程
中的疑问，以及让医生为您评估功能康复
的进度，如果锻炼效果不佳或方法不对，
医生能够及时发现并给予指导。

第十一章 脊髓损伤患者的康复与护理

▶▶ 什么是脊髓损伤？

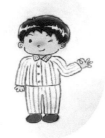

护士，什么是脊髓损伤呀？

脊髓损伤是由于各种致病因素导致的脊髓结构和功能损伤，造成损伤平面脊髓功能障碍，是一种严重致残性损伤。

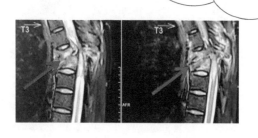

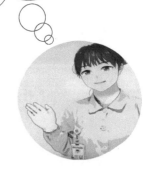

▶ 脊髓损伤的原因是什么？

护士，为什么会出现脊髓损伤呢？

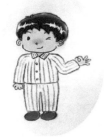

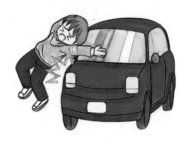

脊髓损伤是由于脊柱骨折或骨折脱位导致的。交通事故是现代脊髓损伤的首要原因，其次是工伤事故，还有运动意外也可能导致脊髓损伤。

>> 脊髓损伤有什么症状？

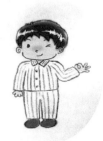

护士，脊髓损伤会有哪些表现呢？

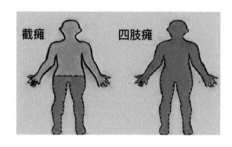

截瘫　　　四肢瘫

　　根据损伤部位的不同，症状也会有所不同，表现为损伤平面以下的运动、感觉和括约肌功能障碍，损伤部位疼痛，反射功能丧失，可能导致截瘫或四肢瘫。

> 脊髓损伤的恢复情况怎么样？

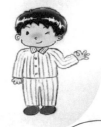

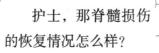

护士，那脊髓损伤的恢复情况怎么样？

脊髓损伤的康复与脊髓损伤的程度、伤后脊髓受压的解除时间、脊髓继发性损伤的治疗程度及治疗效果有关。如果脊髓损伤较轻，及时治疗，一般恢复较好；如果脊髓损伤严重，即使进行很好的治疗，仍不好恢复。

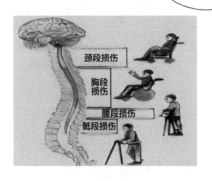

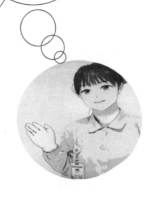

二、检查与治疗篇

>> 脊髓损伤该做什么检查？

护士，脊髓损伤
应该做哪些检查？

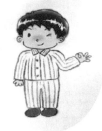

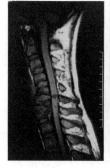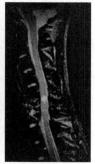

MRI 是最重要的
检查，可明确诊断。

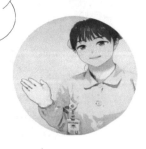

▶ 脊髓损伤应该怎么治疗？

护士，发生脊髓损伤后我应该怎么办呢？

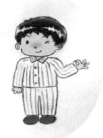

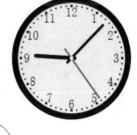

伤后 6 小时内是关键，24 小时内为急性期，应抓紧时间就诊。及时就诊有利于脊髓损伤的康复。

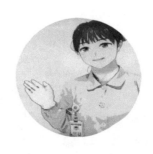

❯ 如何搬运脊髓损伤患者？

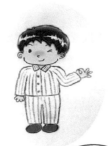

护士，要去医院就诊，搬运患者有点困难，该怎么搬运？

正确的搬运方式对脊髓损伤患者来说是很重要的。一般采用四人搬运法，一人在患者的头部，双手掌抱于患者头部两侧并纵向牵引颈部，有条件时为伤员戴上颈托，另外三人在患者的同一侧，分别在患者的肩背部、臀部、膝踝部，双手掌平伸到患者的对侧，四人同时用力，使患者保持脊柱中立位，平稳地将其抬起，放在脊柱板上，固定患者头部，用6～8根固定带将患者固定在脊柱板上。

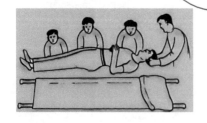

❯ 脊髓损伤可以手术治疗吗？

护士，脊髓损伤可以手术治疗吗？

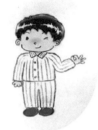

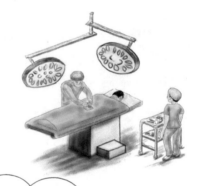

可以，但手术治疗只能解除对脊髓的压迫、稳定脊柱，目前对于脊髓损伤的修复还缺乏有效手段。手术的途径和方式视骨折的类型和致压物的位置而定。

三、康复与护理篇

❯❯ 什么时候能下地走路？

护士，我什么时候可以下地走路？

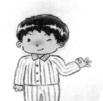

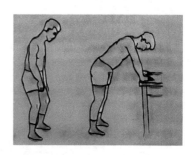

对于脊髓损伤的患者，术后神经功能的恢复需要时间，所以要耐心、认真地坚持做康复锻炼。

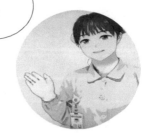

▶ 怎么进行康复锻炼？

护士，我要怎么进行有效的康复锻炼呢！

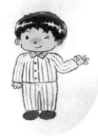

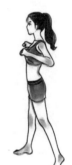

在急性不稳定期，可进行呼吸功能训练、膀胱功能训练、良好的体位摆放、肌力增强训练、血液循环及自主神经功能适应性训练等。

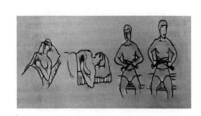

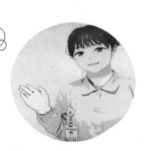

在急性稳定期有两种方法：

四肢瘫　站立位训练，日常生活自理能力的训练，反射性膀胱训练等。

截瘫　辅助站立、残存肌力训练，借助矫形器进行步行训练。

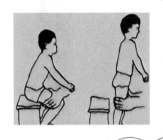

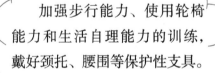

　　加强步行能力、使用轮椅能力和生活自理能力的训练，戴好颈托、腰围等保护性支具。

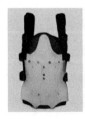
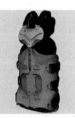

> 脊髓损伤会不会出现并发症？

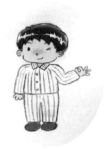

护士，脊髓损伤会不会出现并发症呀？

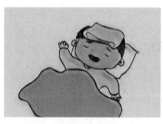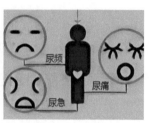

有可能会出现一些并发症，如体温失调、泌尿系统感染和结石、便秘等，不过您别担心，医生和护士会采取积极的治疗措施尽量预防和减少并发症的发生。

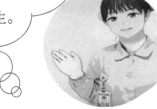

论骨谈筋

➤ 脊髓损伤什么时候来复查？

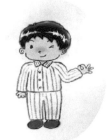

护士，出院以后我要来复查吗？

　　您需要在术后的第6周（一个半月）和第12周（3个月）两个时间点来门诊复查。复查时主要是解决一些您在康复过程中的疑问，以及让医生为您评估功能康复的进度，如果锻炼得不好或方法不对，医生能够及时发现并给予指导。

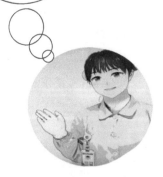

第十二章 颈椎病患者的
康复与护理

一、概念篇

> 什么是颈椎？

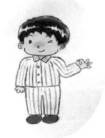

护士，什么是颈椎？

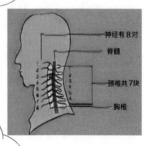

颈椎是位于头以下、胸椎以上的骨头，共有7块，它们像砖块一样叠在一起。颈椎之间有椎间盘，附近有重要的脊髓、神经、血管等结构。

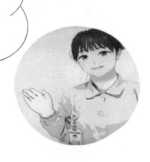

> 颈椎病是怎么回事？

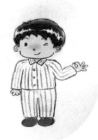

护士，什么是颈椎病？

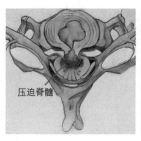

压迫脊髓

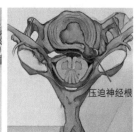

压迫神经根

颈椎病是因椎间盘退行性病变即老化，刺激和压迫颈部脊髓、神经根、交叉神经所引起的临床综合征。

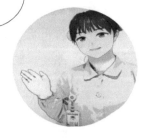

>> 颈椎病是什么原因引起的?

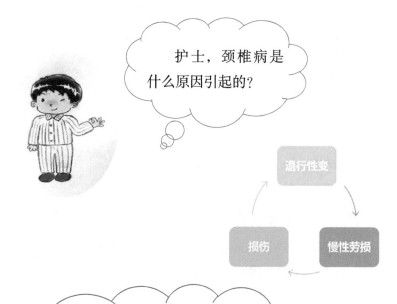

护士，颈椎病是什么原因引起的?

退行性变

慢性劳损

损伤

因颈椎活动范围大，长期磨损使得椎间盘损伤、长期低头工作、体位不佳、中老年人脊椎退变，或先天性脊柱狭窄、畸形都是颈椎病的发病因素。

> 颈椎病有什么症状？

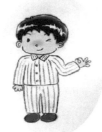

护士，颈椎病有什么症状？

这与颈椎病的类型有关：

① 颈型颈椎病（最早、最轻）——颈部、肩部疼痛僵硬不适；

② 神经根型颈椎病（最常见）——肩部沿着上臂放射至前臂或手指的疼痛、麻木；

③ 脊髓型颈椎病（最严重）——四肢感觉运动异常，大小便功能障碍，双足踩棉花样感觉。

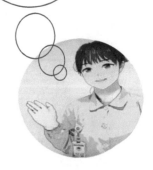

▶ 颈椎病会引起头晕吗？

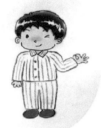

护士，颈椎病会引起头晕吗？

当突出的椎间盘压迫椎动脉和交感神经时，可出现头晕、头痛等症状，但这种情况比较少见，发生头晕时通常与头部姿势有关系，如突然转头、低头，而且需排除耳石症等其他疾病的可能。

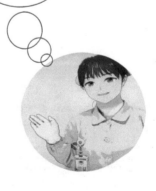

▶ 颈椎病能预防吗？

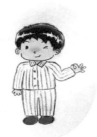

护士，颈椎病能预防吗？

调整正确坐姿，避免形成不良习惯对预防颈椎病很关键。

① 养成良好的睡姿：建议选择略硬床垫，睡眠时保持脊柱和颈椎的生理弯曲，选择高矮适中的枕头。

② 保持正确的坐姿：避免长时间低头，造成颈椎磨损。

③ 坚持劳逸结合，加强肩颈部肌肉的锻炼，如做米字操、放风筝、打羽毛球等，有益于颈部的保健。

④ 避免外伤：注意颈部保暖，避免颈部外伤。

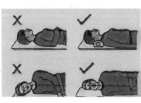

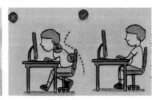

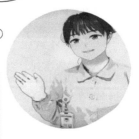

二、检查与治疗篇

▶ 做什么检查可以确诊颈椎病？

护士，做什么检查可以确诊颈椎病？

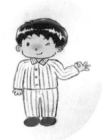

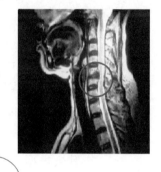

颈椎病属于骨科的范畴，您可以前往骨科就诊，医生会结合查体及颈椎MRI检查明确诊断。

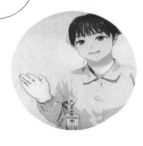

>> 怎么治疗颈椎病？

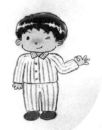

护士，得了颈椎病应该怎么治疗呢？

对于较严重的、保守治疗 1 个月后无效的神经根型颈椎病，以及脊髓型颈椎病，可以考虑手术治疗，其余类型首选非手术（保守）治疗。

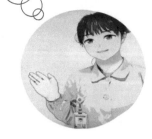

▶ 保守治疗的话，应该做什么？

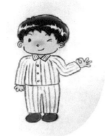

护士，如果采取保守治疗，应该怎么做啊？

对于保守治疗，保持良好的生活习惯和工作体位是防治颈椎病的基本前提；保守治疗有颈背部肌肉功能锻炼、牵引、物理治疗、药物和传统医学治疗等。

* 脊髓型颈椎病患者不适合做牵引。

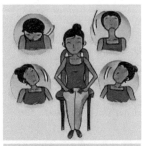

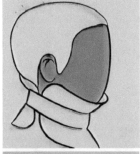

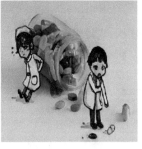

① 颈背部肌肉功能锻炼：提倡适度运动，多仰头，如可以放风筝、蛙泳、打羽毛球、做米字操等。

② 物理治疗：主要是颈托制动、理疗、电疗等治疗方法，可将热毛巾或"暖宝宝"放置于颈背部进行热疗。

③ 药物疗法：须在医生的指导下应用非甾体抗炎药、神经营养药及骨骼肌松弛类药物等。

④ 传统医学：可予以适度按摩，但应慎重操作。手法治疗颈椎病（特别是旋转手法）动作应轻柔，次数不宜过多，否则有增加损伤、导致脊髓损伤的风险，应谨慎应用。

三、康复与护理篇

▶ 做完手术还应该注意什么？

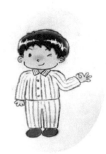

护士，手术后我还应该注意什么啊？

① 体位：取平卧位，戴颈托制动，颈托前后垫毛巾，侧卧位时枕高应与肩同宽。

② 饮食：术后 6 小时进温凉流食，以后视病情转为半流质至普通饮食。进食高蛋白、高热量、高维生素、易消化的食物。

③ 翻身时保持头、颈部、躯干在同一水平，避免引流管折叠扭曲。

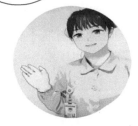

➤ 做完颈椎手术后可以动吗？

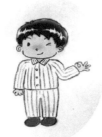

护士，做完手术以后我可以动吗？我该如何进行康复锻炼呢？

麻醉清醒后，四肢是可以活动的，颈椎需戴颈托制动，颈椎康复训练分为 4 个阶段，我们来看看下面这些图片哈！

▶ 做完手术以后要怎么进行锻炼？

（1）第一阶段

1）术后当天

①踝泵运动：踝关节用力缓慢地屈伸，勾脚、绷脚各10秒，每组3～5次，每小时做2～3组。

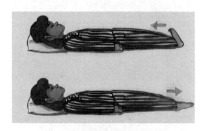

②股四头肌运动：腿伸直将膝盖放在床上，收紧大腿前面的肌肉，屏住5秒，放松，再重复5次。

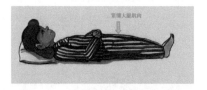

③双下肢直腿抬高：下肢伸直，抬高30°～70°，双腿交替进行，循序渐进。每日3～4组，每组10～20次，每次维持5秒。

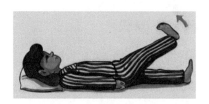

2）术后 1～3 天

①抓握练习：握拳或握手掌大小的弹力球，用力握紧稍停顿后放松，重复练习，每小时锻炼 5 分钟。

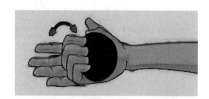

②肩膀外展训练：使肘部伸直，使上肢向外过头旋转，在能够忍受的范围内动作幅度尽量大一点。

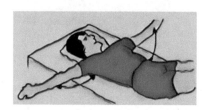

③肩部旋转训练：屈肘并使上臂与肩保持水平，垂直方向地使手背着地，再向前使手心着地。

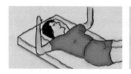 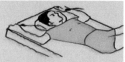 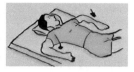

（2）第二阶段（术后 4～7 天）

若无不适，则可在佩戴好颈托的情况下遵医嘱做早期下床活动，开始正确地坐起、躺下、站立及平衡训练。

第一次下床时预防出现头晕、眼花、恶心（体位性低血压），遵循下床"三步曲"：平躺30秒，坐起30秒，站立30秒。

（3）第三阶段（术后1～4周）

在重复第1周锻炼内容的基础上，增加肩关节的活动度，进行四肢肌力训练、步行训练。

（4）第四阶段（术后4周）

在重复前面锻炼的基础上，增加颈部等长收缩训练，包括前屈等长收缩、后伸等长收缩、右侧屈等长收缩、左侧屈等长收缩。

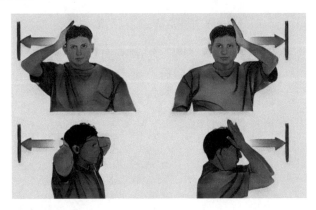

在佩戴颈托的情况下，分别将手置于头部的前、后、左、右四个方向，头部与手臂同时用力（自身可耐受的情况下），颈椎始终保持中立位。每个方向每次10～15秒，间隔5秒，每组10次，每日2～3组。

❯ 颈托佩戴的时间

护士，颈托什么时候戴，什么时候不戴？颈托要佩戴多长时间？

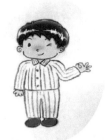

术后一般需戴颈托 3 个月，具体戴多长时间要根据患者的骨折愈合、骨性融合、症状恢复情况来定。起床活动时戴上颈托，卧床休息时可去除。

▶ 出院后有什么注意事项？

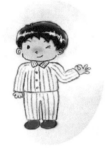

护士，出院后有什么注意事项？

①术后继续佩戴颈托 3 个月；术后 3 个月禁止负重、抬重物。

②避免长时间看电视、看书、看电脑，防止颈部疲劳过度，避免高枕、软枕，保持颈部功能位。

③遵医嘱坚持复诊，1 个月后到门诊复查。若伤口出现红肿、渗液、疼痛、外伤等，请立即就诊。

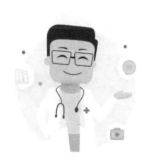

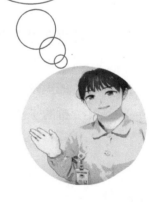

第十三章　骨质疏松症患者的康复与护理

一、概念篇

➤ 什么是骨质疏松症？

护士，什么是骨质疏松症呀？

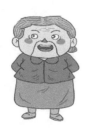

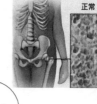

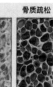

骨质疏松症是由于我们人体的骨骼退步了，骨量下降、骨的微细结构发生破坏，导致骨的脆性增加，从而容易引起骨折的一种慢性疾病！

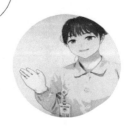

▶ 为什么会发生骨质疏松症？

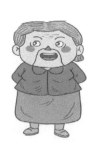

护士，为什么会发生骨质疏松症呢？

正常情况下，骨的新陈代谢是通过成骨细胞形成新骨，破骨细胞分解吸收旧骨来完成的。骨的形成和吸收处于动态平衡。

随着年龄的增加，骨的吸收大于骨的形成，使骨密度越来越低，当骨密度低于一定标准时，就会发生骨质疏松。

 破骨细胞

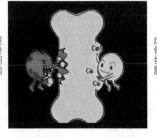

成骨细胞

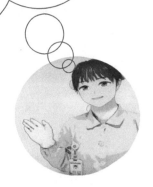

>> 哪些人容易患骨质疏松症？

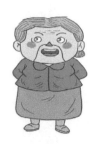

护士，哪些人容易患骨质疏松症呢？

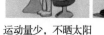
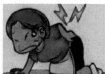

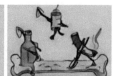

运动量少，不晒太阳　　更年期后的妇女　　　长期卧床　　　嗜烟、酗酒

除了图中这些，其实不良的生活习惯和饮食习惯也容易引起该疾病，所以我们在日常生活中也要重视哦！

▶▶ 为什么女性更易发生骨质疏松症?

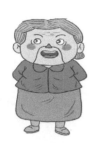

护士,为什么女性更易发生这种疾病?

这是因为女性绝经以后,身体里的雌激素水平迅速下降,使骨量大量丢失,导致我们的骨头变得很松、很脆,特别容易发生比较严重的骨折。轻微的弯腰或咳嗽都可能引起背部的骨折,造成剧痛。

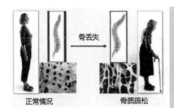

正常情况　　　　　骨质疏松

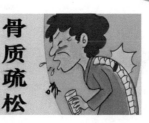

❯ 骨质疏松症有哪些临床表现？

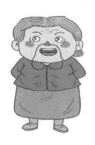

护士，骨质疏松会有什么症状呀？

临床表现有骨关节痛、驼背和身高变矮、骨折等！

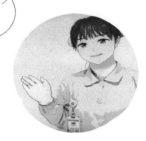

骨质疏松临床表现

 疼痛

驼背

身高变矮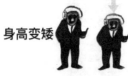

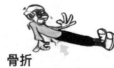 骨折

> 常见的骨折部位有哪些？

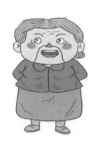

护士，我们身体的哪些部位容易骨折呢？

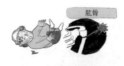

容易骨折的部位有椎骨、股骨、桡骨、肱骨等！

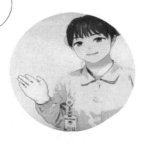

二、检查与治疗篇

❯❯ 如何检查判断有骨质疏松症？

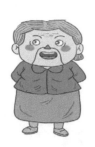

> 护士，我怎么判断自己是否有骨质疏松症呢？

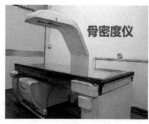

骨密度仪

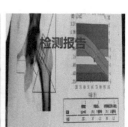

检测报告

> 首先需要您到正规的医院就诊，医生会结合您的临床表现及骨密度仪的测定来进行判断。

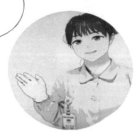

❯ 骨质疏松症应如何治疗？

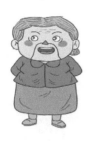

护士，骨质疏松症要如何治疗呀？

如果您有骨质疏松的症状，请不要担心，请您及时到正规医院专业医生处就诊。治疗方法包括基础治疗和药物治疗，若出现骨折建议手术治疗。

及早到专业医生处就诊

基础治疗　药物治疗

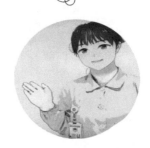

骨质疏松的治疗原则

缓解骨关节疼痛
改善活动功能
长期增加骨量
预防关键部位骨折

> 什么是基础治疗？

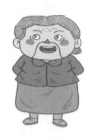

护士，什么是基础治疗？

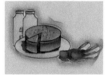

基础治疗就是调整生活方式。

① 吃富含钙和适量蛋白质、低盐的均衡膳食；

② 适当晒太阳和进行户外运动；

③ 避免嗜烟、酗酒；

④ 补充钙剂和维生素 D。

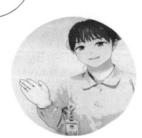

▶ 补允钙剂就能治疗骨质疏松症吗？

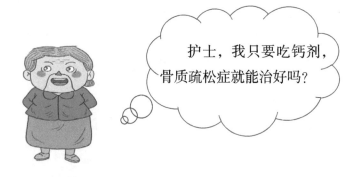

护士，我只要吃钙剂，骨质疏松症就能治好吗？

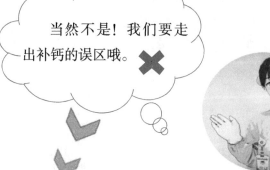

当然不是！我们要走出补钙的误区哦。

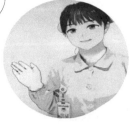

单纯大剂量补钙并不增加疗效

补钙的同时补充维生素 D，促进钙吸收

补钙和维生素 D 的同时选择作用强的抗骨质疏松药物治疗

▶ 常见的抗骨质疏松药物有哪些？

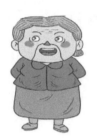

护士，抗骨质疏松的药物有哪些呀？

抗骨质疏松的药物有许多，但总结起来就是以下 3 类。

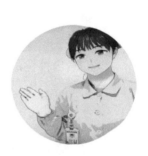

◆ 抑制骨吸收药物

★双膦酸盐类：
• 阿仑膦酸钠（每周 1 次，口服）
• 唑来膦酸注射液（每年 1 次，静脉滴注）

★降钙素类：
• 鲑鱼降钙素
• 鳗鱼降钙素

★雌激素类

★选择性雌激素受体调节剂类

◆ 促进骨形成药物

★甲状旁腺激素

◆ 促进骨矿化类

★活性维生素 D
★钙剂

▶ 抗骨质疏松的药物要一直吃吗？

护士，抗骨质疏松的药物需要一直吃吗？是不是好了就不需要吃呀？

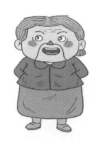

漏服的不良反应

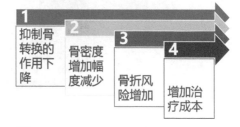

1 抑制骨转换的作用下降

2 骨密度增加幅度减少

3 骨折风险增加

4 增加治疗成本

如果漏服了药物，会影响骨质疏松的治疗效果，大大减少对骨的保护作用！所以我们要听医生的话，按时服药。

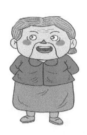

三、康复与护理篇

❯❯ 骨质疏松症的疼痛特点是什么？

> 护士，骨质疏松症的疼痛特点是什么呀？

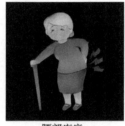

腰部疼痛

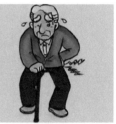

髋部疼痛

> 骨质疏松症的疼痛主要表现为腰背部和全身骨骼酸痛，最先发生在负重的部位，如髋部、腰椎等。严重的话，在翻身、坐起或轻微弯腰时疼痛会明显加重。

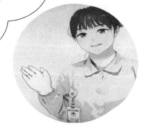

▶ 骨质疏松症引起腰部骨折怎么办？

护士，我最近腰部疼痛，医院检查发现腰部骨折了，需要做手术，怎么办呀？

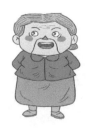

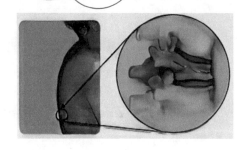

别紧张，目前一般会采取创伤较小的微创手术治疗。其能恢复骨质结构、增加骨骼强度，达到迅速缓解疼痛、稳定脊柱、防止塌陷、恢复脊柱生理曲度和早期起床活动的目的。

❯❯ 是不是骨质疏松症引起的腰部骨折都可以进行微创手术?

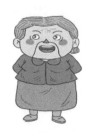

护士，骨质疏松症引起的腰部骨折都可以进行微创手术吗?

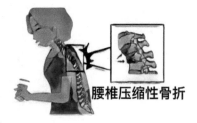

腰椎压缩性骨折

并不是这样的哟。

微创手术用于治疗老年骨质疏松椎体压缩性骨折患者，特别是内科并发症多、不宜长期卧床、疼痛剧烈难以忍受的老年患者。

❯❯ 术后要佩戴腰围吗？

护士，术后我要
佩戴腰围吗？

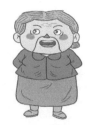

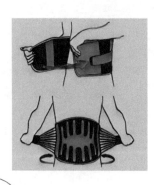

一般术后应佩戴腰围！
建议在没有明显疼痛的情况
下，佩戴好腰围下地活动，松紧度
以"活动后不增加疼痛"为宜。

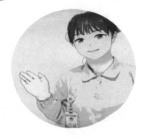

术后怎么进行功能锻炼？

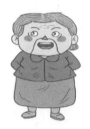

护士，你能教教我怎么进行腰部锻炼吗？我还想早点出院呢！

好的！您跟着我做就好，很简单，就2个步骤！

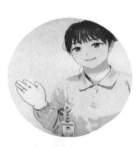

1 肌肉力量练习

术后可以开始做股四头肌收缩练习、踝泵运动及直腿抬高练习。

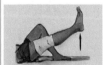

2 腰背肌功能练习

术后锻炼可以增加腰背肌的力量和稳定性，预防腰部肌肉萎缩，锻炼需遵循医嘱。

"小飞燕"

五点支撑

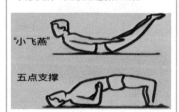

❯ 康复后可以参加体育锻炼吗？

护士，康复出院后可以参加体育锻炼吗？

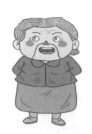

当然可以！但一定要保护好腰部，尽量做避免激烈的运动！可以做一些轻运动，如走路、慢跑、打太极等。

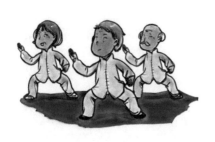

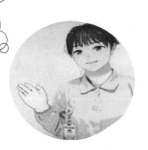

>> 做完手术回家后，老年人还需要注意什么吗？

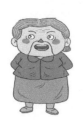

护士，出院回家后，我还需要注意什么吗？

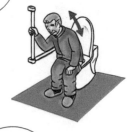

您需要预防跌倒以避免再次骨折哦！

如果行动不便，建议专人照顾，防止散步、洗漱、上厕所时的跌倒，卫生间尽量装有扶手并使用马桶如厕！

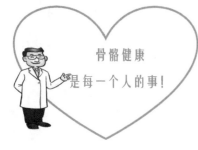

骨骼健康是每一个人的事！

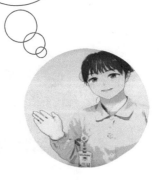

第十四章　手外伤患者的
　　　　　　康复与护理

▶ 手外伤如何紧急处理？

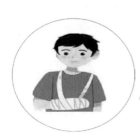

护士，我的手受伤了，出了好多血，快帮我处理一下！

别着急，您这是开放性损伤，我现在给您用纱布加压包扎，这样可以起到止血的作用，但包扎不宜过紧。

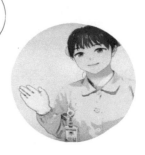

> **除了痛还会怎么样？**

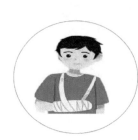

护士，我的手现在好痛啊，除了痛还会怎么样？

疼痛

肿胀

功能障碍

此类损伤常合并出血、疼痛、肿胀、畸形和（或）功能障碍。

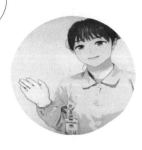

> 手外伤有哪些原因？

护士，我这次就是由于注意力没集中导致的，其他还有哪些原因呢？

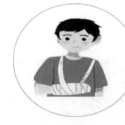

是的，手外伤往往是由于注意力不集中、进行不熟悉的工作、设备运行不良等导致，常见于需精细处理的工作，如磨工、电工等工作。

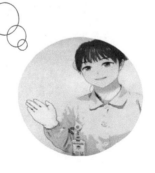

>> 手外伤要做哪些检查？

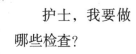

护士，我要做哪些检查？

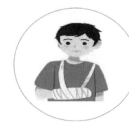

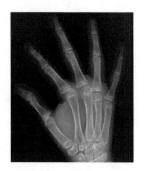

常规 X 线检查就可以了，如果有肌肉、关节和神经的损伤，可做肌电图检查来辅助诊断。

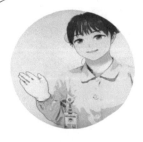

二、检查与治疗篇

▶ 一定要做手术吗？

> 护士，我的手是不是一定要做手术啊？

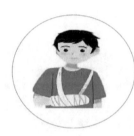

> 若手的开放性损伤伤口较小，一般不需要进行手术治疗；只有伤口较大、闭合不佳时，才需要做手术进行清创缝合的。

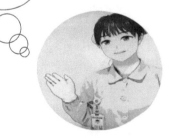

论骨谈筋

>> 手术的话要怎么做？

护士，手术的话要怎么做呢？

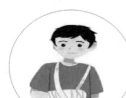

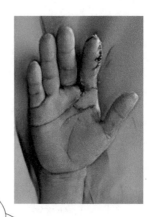

如果您的检查报告显示伤到了韧带，需要在清创消毒后，先缝合韧带，再进行皮肤及皮下组织的缝合。

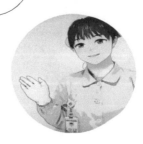

三、康复与护理篇

>> 伤口疼痛该怎么办？

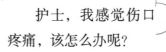

护士，我感觉伤口疼痛，该怎么办呢？

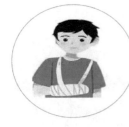

若您感觉伤口疼痛要及时告诉我们。疼痛易引起血管痉挛，术后3天常规使用止痛药，也可以通过看电视、听歌等来转移注意力。

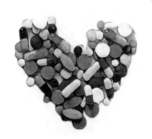

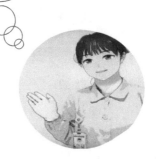

>> 吸烟对骨折伤口有影响吗？

护士，我现在可以抽烟了吗？

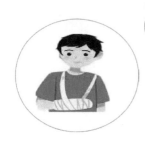

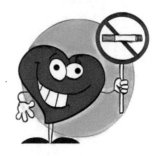

不可以，因为香烟中的尼古丁会引起小血管痉挛，从而影响到伤口的愈合。

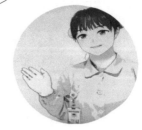

▶ 手外伤的注意事项

护士，我做完手术有什么需要注意的吗？

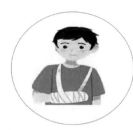

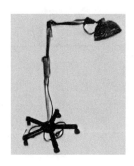

首先应注意温度，肢体保暖，应维持在 25 ℃左右，必要时，每日用落地灯照射 2 次，每次 20 分钟，照射距离为 30 ～ 40 cm。

> **术后手应该怎么放？**

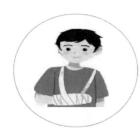

护士，术后我的手可以动吗？

可以动的，但应注意抬高患肢，以利于静脉回流、减轻肢体肿胀。

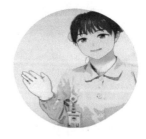

▶ 术后要怎么进行锻炼？

护士，那我应该怎么动呢？

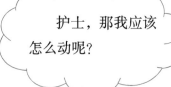

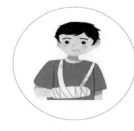

别着急！我现在来教您。请看这些图片哈！

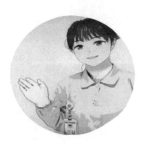

（1）第一阶段：早期控制水肿是关键。

减轻肿胀，促进伤口一期愈合，未制动的关节可以做轻微的屈伸活动，进行被动屈曲、主动伸直练习，每次 3～5 分钟，每日 1～2 次。

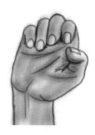
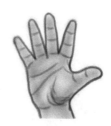

（2）第二阶段：此阶段的患者肿胀基本消退，以主动活动为主，练习患肢屈伸活动，每次 5～10 分钟，每日 2～3 次。

1）滑动练习

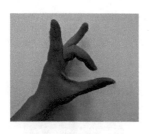

①单独指屈浅肌腱的训练方法：伸直掌指关节、远端指间关节，固定近端指间关节的近端，主动屈曲近端指间关节。

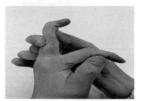

②单独指屈深肌腱的训练方法：伸直掌指关节、近端指间关节，固定远端指间关节的近端，主动屈曲远端指间关节。

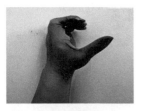

2）勾拳练习：近端指间关节和远端指间关节屈曲，掌指关节伸直。

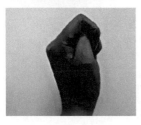

3）复合握拳练习：屈曲掌指关节、近端指间关节和远端指间关节，使指屈浅、深肌腱做最大滑动 。

（3）第三阶段：最大限度地恢复患肢力量、关节活动幅度、患手的灵活性与协调性。

1）抗阻练习：使用强度各异的海绵球、塑料治疗泥进行训练，维持手的抓握能力，以增强肌力、耐力。

取橡胶质地的软球轻轻放入手心，先用拇指用力挤压软球，用力持续3～5秒；再用五指指腹用力捏软球，持续3～5秒；加强手指的力量，每日不定时做3～5组，每组做30次左右。

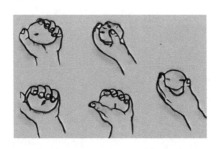

2）主动活动，强化患指抗阻力指屈练习。

患肢掌心向下水平放在桌子上，腕关节靠近桌子边缘，手用力提起放下约 0.5 kg 的重物（可根据患者的实际情况增加或减少重量），每日不定时做 3～5 组，每组做 30 次左右。

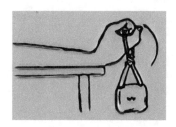

3）日常活动：指导患者做适当的游戏或工艺，如用筷子夹豌豆，用指尖拾竹签，用手和手指捏黏土、塑泥人、绘画、写字等。动作由简单到复杂，循序渐进。

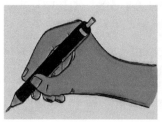
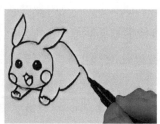

写字　　　　　　　　　　　绘画

▶▶ 出院后什么时候复查？

护士，我什么时候来复查呢？

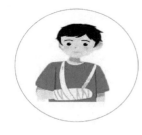

出院后第 3 周来复查，此后可在术后 1.5 个月、3 个月、6 个月时复查，若有不适，立即就诊。

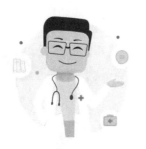

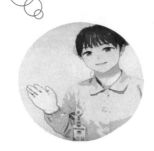

第十五章 骨盆骨折患者的康复与护理

一、概念篇

➤ 骨盆在什么位置？

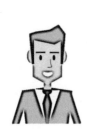

护士，骨盆在什么位置？有什么作用呢？

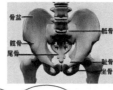
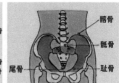

骨盆位于我们的臀部，是一个环形结构，由髂骨、耻骨、坐骨、骶骨、尾骨及其相连韧带组成，具有支持脊柱、保护盆腹腔脏器的作用。

▶ 骨盆骨折会有生命危险吗？

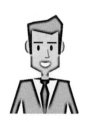

护士，骨盆骨折会有生命危险吗？

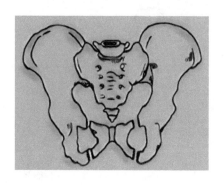

骨盆骨折是一种暴力损伤导致的外伤，严重时可出现失血性休克及盆腔脏器损伤，救治不当有很高的死亡率。

❯ 骨盆是怎么骨折的？

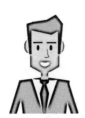

护士，为什么被
车撞了容易引起骨盆
骨折呢？

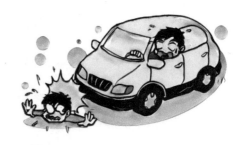

骨盆骨折多为外部高能量
暴力所致。机动车交通事故是
最常见的原因，可占 50%。

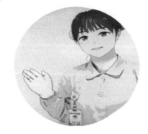

> **骨盆骨折有什么表现？**

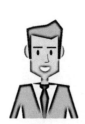

护士，要怎样才能知道自己骨盆骨折了呢？

会阴部淤斑是骨盆骨折的表现之一，同时，骨盆骨折还可能会出现髋部肿胀、双下肢长度不对等，严重的会出现大出血等休克早期表现。

合并膀胱、直肠损伤	排尿困难、尿血、便血
合并血管损伤	失血性休克
合并神经损伤	下肢感觉运动功能障碍

> 如果发生骨盆骨折，应该怎么办？

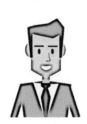

护士，如果有人发生骨盆骨折应该怎么办？

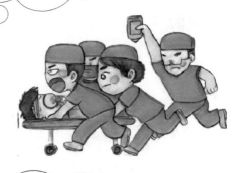

骨盆骨折患者应及时至医院进行诊治。若患者出现脸色苍白、四肢湿冷、神志异常等休克症状，应立即拨打120急救。同时，不要随意搬动患者，以免二次骨折。

❯ 为什么要使用心电监护？

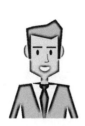

护士，床旁的监护仪有什么作用？

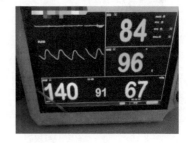

骨盆骨折患者一般病情不稳定，通过心电监护仪监测血压、脉搏、呼吸、血氧饱和度等，能够随时观察患者是否出现出血、休克等病情变化。

❯❯ 骨盆牵引需要注意些什么？

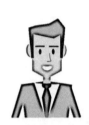

护士，如果行骨盆牵引需要注意些什么？

牵引患者要防止并发症的发生：

①预防褥疮，保持床铺平整、干燥、无碎屑，按摩受压部位；

②预防坠积性肺炎，指导患者深呼吸、用力咳嗽，定时拍打背部；

③双侧同时牵引，防止骨盆倾斜；

④预防针眼感染，保持牵引针眼清洁、干燥。

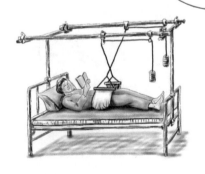

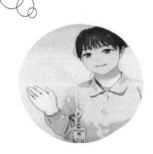

> 骨盆骨折要做哪些检查?

护士,骨盆骨折要做哪些检查?

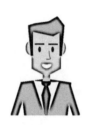

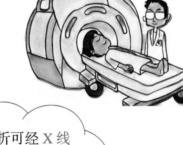

绝大多数骨盆骨折可经 X 线检查发现。还需要做 CT 和 CT 三维重建检查以准确了解骨盆情况。同时还要行血管造影检查,明确血管损伤情况。

❯ 骨盆骨折后一定要做手术吗？

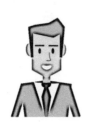

护士，骨盆骨折是不是一定要做手术啊？

您别紧张，对于无明显移位的稳定型骨折，一般可采取保守治疗，比如卧床休息、制动。对于不稳定型骨折，要在医生的建议下采取手术方式进行骨折复位和有效固定，以获得最佳的治疗效果。

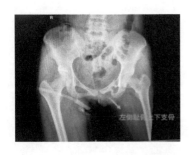

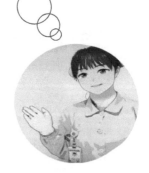

▶ 如果要手术的话，有哪些手术方式？

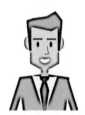

护士，骨盆骨折
要做手术的话，是怎
么做的啊？

简单来说，骨盆骨折手术治疗主要
包括外固定和内固定。一般不稳定型骨
盆骨折多主张手术复位及内固定，再加
上外固定支架。最终的手术方式需要医
生根据病情进行评估后再选择。

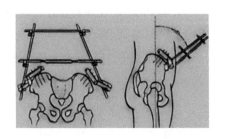

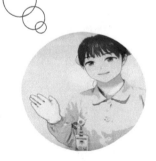

》 术中置入的螺钉、钢板等器材需要取出来吗？

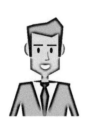

护士，手术中置入的螺钉、钢板等器材以后需要取出来吗？

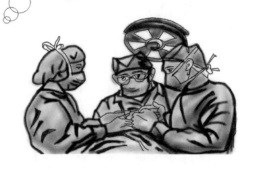

骨盆骨折内固定手术中置入的克氏针、螺钉、钢板等器材一般不需要取出。

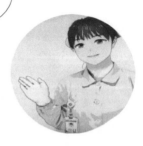

三、康复与护理篇

▶ 为什么要使用气垫床？

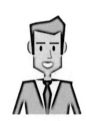

护士，为什么要睡气垫床，有什么作用？

骨盆骨折患者需要长期卧床，不能自行改变体位，否则容易引发褥疮。使用气垫床一是能较好地分散压力，避免持续受压，促进血液循环；二是气垫床承重界面有良好的透气和散热功能。

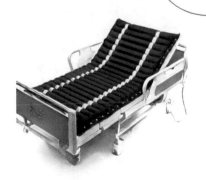

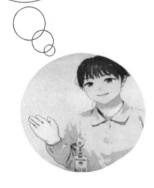

▶ 术后伤口疼痛怎么办？

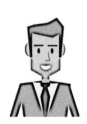

护士，术后感觉伤口很痛怎么办？

放轻松，术后我们会持续使用镇痛泵止痛，而且每日都会进行疼痛评估，医生也会根据您的疼痛程度使用镇痛药，您平时可以通过看电视、听歌来转移注意力。

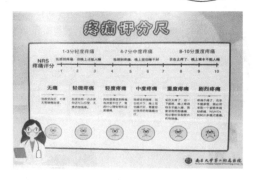

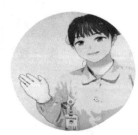

▶ 术后便秘了该怎么办？

护士，我术后好多天都没解大便，该怎么办？

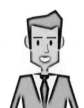

　　您平时要多吃富含膳食纤维的食物、新鲜水果和蔬菜，多喝水，每日饮水量在2000～3000 mL。可以在床上主动活动，餐后顺时针进行腹部按摩，促进肠蠕动，必要时可使用开塞露、甘油灌肠剂等。

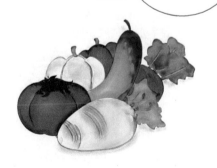

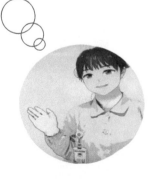

> 为什么每日都要打预防血栓的针？

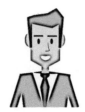

护士，为什么我每日都要打预防血栓的针？

因为您是深静脉血栓和肺栓塞的高风险人群，使用预防血栓的药物是一种抗凝治疗，可以有效防止血栓形成。

▶ 术后该怎么进行功能锻炼？

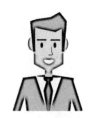

护士，我做完手术以后怕牵到伤口一直都不敢动，请问可以动吗？

您可以在床上做功能锻炼。功能锻炼是促进康复非常重要的环节，可以预防下肢静脉血栓形成、促进血液循环、消除肿胀、增强肌力、防止肌肉萎缩。但需要根据自身情况量力而行，循序渐进，接下来我给您仔细讲解一下吧。

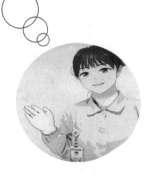

（1）第一阶段：腿部伸屈锻炼

1）踝泵运动：平卧，膝部伸直。

①踝关节向远端最大限度伸直，保持 5～10 秒；

②踝关节向近端最大限度背屈，保持 5～10 秒；

③以踝关节为中心，做 360°绕环。尽力保持最大动作幅度。

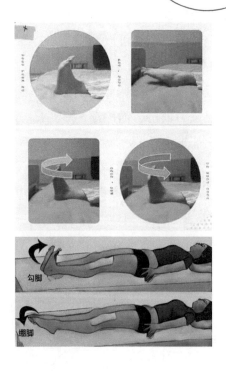

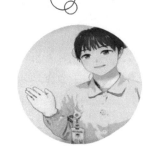

2）直腿抬高训练：平躺，腿伸直，勾住脚。大腿和床呈 45°～ 60°（或脚离床 40～ 50 cm），坚持 10～ 15 秒，然后慢慢放下。两腿交替进行。每日早、中、晚都做，每次做 15～ 20 个。

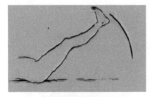

直腿抬高训练

3）股四头肌等长收缩训练：膝关节尽量伸直，大腿前方的股四头肌收紧，踝关节尽量背伸，保持 5～ 10 秒，再缓慢放松，这样为 1 组，可两腿交替进行，每次做 10～ 15 分钟。

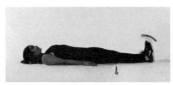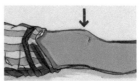

（2）第二阶段：坐起练习

坐起练习：早期初次坐起应采取逐渐增加床头角度的被动坐起法；后期独坐时应坐起来保持一会儿，然后再躺下，再坐起。注意一开始做的时候动作幅度不要太大，可佩戴腰围固定。

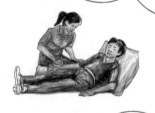

（3）第三阶段：慢走

慢走练习：允许下床后，患者可下地行走，为减轻骨盆负重，可使用助行器或拐杖，行走速度不要太快，达到活动目的便可。随着骨盆恢复，慢慢尝试放下支具进行慢走练习，直至完全康复。

▶ 出院后需要注意什么?

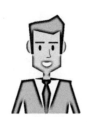

护士,出院以后需要注意什么吗?

出院以后要记得:
①定期复诊;
②保持伤口清洁,预防感染;
③平时要保持大便通畅、避免用力排便;
④饮食上要注意营养均衡,注意补钙,促进骨折愈合。

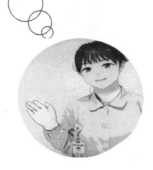

第十六章　胫腓骨骨折患者的
康复与护理

➤ **胫腓骨在哪里？**

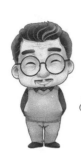

护士，我儿子的报告上显示胫腓骨骨折，胫腓骨在哪里呀？

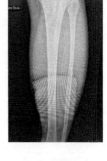

胫腓骨就是老百姓常说的小腿骨，小腿骨由 2 根骨头组成。我们拍 X 线片看到粗壮一点的骨头叫胫骨，细一点的叫腓骨。

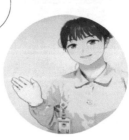

> 胫腓骨有什么作用？

护士，胫骨和腓骨哪个重要？

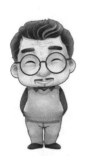

胫骨和腓骨都很重要。

胫骨是小腿部支撑体重的主要骨骼，承担约 1/6 体重。

腓骨主要供小腿肌肉附着，并加强胫骨的力量，无负重功能。

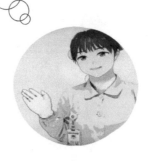

论骨谈筋

▶ 胫腓骨骨折会有哪些症状？

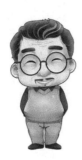

护士，胫腓骨骨折肯定很难受吧？

胫腓骨骨折会有疼痛、肿胀，反常活动及畸形，不敢站立和行走等情况。

所以外伤后出现上述症状应及时去医院，通过 X 线检查可明确诊断。

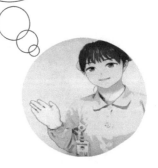

▶▶ 胫腓骨骨折的体征有哪些？

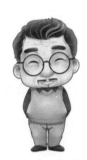

护士，胫腓骨骨折严重吗？

①腓骨骨折较少发生，且较易愈合。

②胫骨骨折最常见，因胫骨全长内侧面位于皮下，而缺乏肌肉组织保护，易形成开放性骨折。

③胫骨上1/3骨折时，易造成下肢严重缺血或坏死。

④胫骨下1/3骨折时，血运差，软组织覆盖少，容易发生延迟愈合或不愈合。

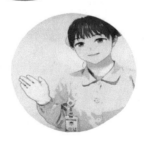

▶ 你会是胫腓骨骨折"心仪"的对象吗？

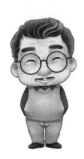

护士，胫腓骨在什么情况下容易骨折呀？

一般有两种可能。

① 直接暴力：多为打击、撞击、车轮辗轧等所致。

② 间接暴力：多为高处坠落足着地、身体发生扭转所致。

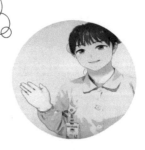

二、检查与治疗篇

▶ 胫腓骨骨折了怎么办，需要怎么治疗？

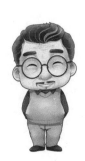

护士，如果胫腓骨骨折应该怎么处理呢？需要手术吗？

如果没有明显错位，可以采用保守治疗，如石膏、支具制动，同时卧床休息。如果错位明显，涉及关节面，那么就需要通过手术的方式固定（**钢板或髓内钉内固定**）。

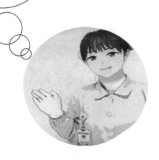

论骨谈筋

三、康复与护理篇

➤ 手术当天能继续服药吗？

护士，手术当天我儿子的降糖药和降压药能吃吗？

手术当天除降压药可以用少量温水送服外，其他药都不可以服用。

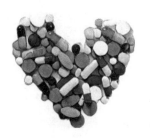

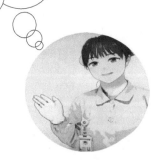

> 冷疗有什么作用？

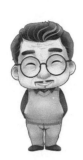

护士，冰袋放在腿上有什么作用呢？

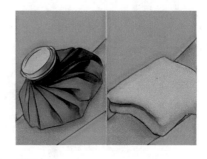

冰袋冷敷可以促进毛细血管收缩、减轻肿胀、缓解疼痛。

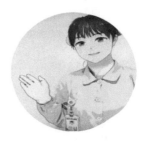

手术后患肢如何摆放？

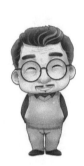

护士，手术的那条腿怎样放才好呢？

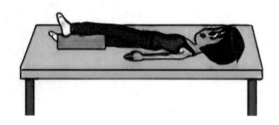

术后患肢要抬高，略高于心脏水平。

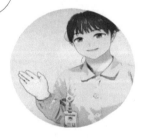

▶ 术后为什么要佩戴支具？

护士，术后为什么要佩戴支具呢？

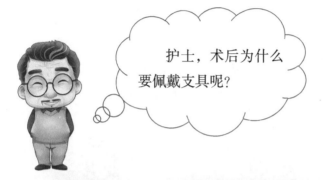

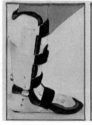 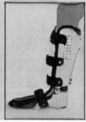 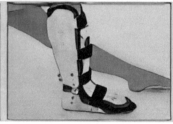

佩戴支具可以起到固定和支撑的作用。

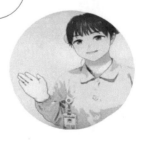

❯ 术后如何进行康复锻炼？

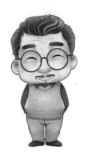

护士，我儿子刚做完手术，腿一直不敢动，可以动吗？

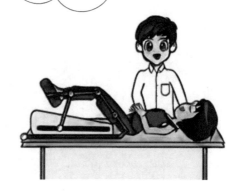

是可以活动的，适当的活动可以促进血液循环，利于康复。

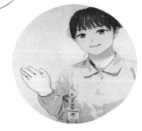

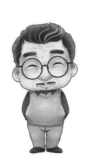

护士，康复锻炼怎么做呀？

别着急，让我来教您一些康复锻炼的方法吧。

（1）第一阶段

开始进行患肢趾间和足部关节屈伸活动及股四头肌等长收缩运动，收缩 10 秒，放松 10 秒，患侧每组 15 ～ 20 次，健侧每组 20 ～ 30 次，健侧可练习直腿抬高，反复练习，以不疲劳为宜。

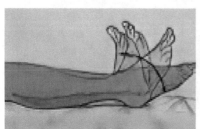

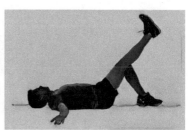

（2）第二阶段

指导患者进行膝关节挺直、抬腿练习及下床负重练习，患肢由伸直位逐渐屈曲90°，以防止关节强直，注意循序渐进。

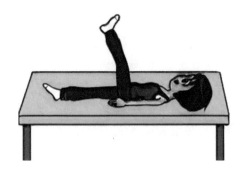

（3）第三阶段

不仅要进行局部的锻炼，还必须进行全面的肌肉和关节锻炼，坚持全身活动，逐步恢复肢体功能。

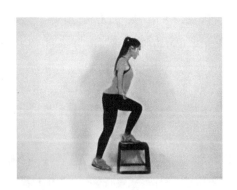

▶ 出院指导

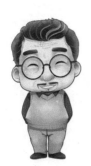

护士，我们要出院了，谢谢您的照顾呀。

应该的，您儿子回去也要加强功能锻炼哦。不要负重行走，避免摔伤。

术后 1 个月、3 个月、半年、1 年都要记得来骨科门诊复查喔。

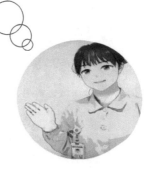

第十七章 踝关节骨折患者的
康复与护理

一、概念篇

▶ 踝关节长什么样?

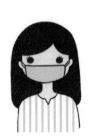

护士,我们的踝关节在哪里?是什么样子的呀?

踝关节是人体重要的关节之一,结构也比较复杂,我用图片来告诉您吧!

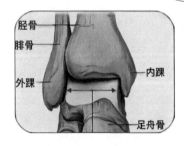

胫骨
腓骨
外踝
内踝
足舟骨

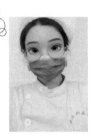

➤ 导致踝关节骨折的最常见原因：扭伤

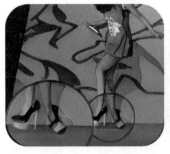 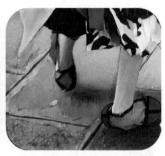

➤ 踝关节骨折会有什么症状？

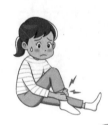

踝关节骨折后会有什么症状呢？

踝关节骨折后会出现踝关节处疼痛剧烈，压痛，受伤部位肿胀、畸形明显，皮下可出现淤斑、青紫，踝关节活动明显受限等情况。

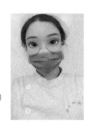

二、检查与治疗篇

❯ 踝关节骨折要做什么检查?

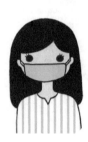

护士,踝关节骨折
需要做什么检查呢?

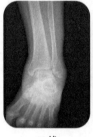 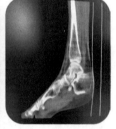

X 线　　　　　　　CT

主要的影像学检查是
常规 X 线,必要时可做 CT
检查以显示骨折细节。

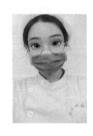

▶ 踝关节骨折一定要手术吗？

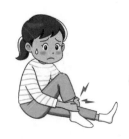

踝关节骨折都有什么治疗方法呢？

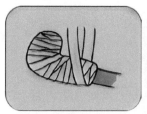
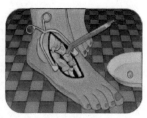

因为踝关节骨折对复位要求高，因此大多数踝关节骨折需要手术治疗。非手术疗法多适用于无移位或移位不明显，且可手法复位的骨折患者，骨折对位良好后采用石膏或支具固定 4～6 周，进行康复训练。

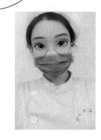

❯ 踝关节骨折是不是要尽快手术？

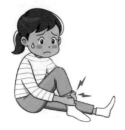

护士，我都住院两三天了，怎么还不手术啊？

多数踝关节骨折患者踝周会出现肿胀，如果肿胀不明显，可在伤后 6～8 小时进行手术治疗。如果肿胀明显，尤其是出现了张力性水疱的严重踝关节骨折患者，需将手术延后 3～14 天，待皮肤出现褶皱征后再实施手术。

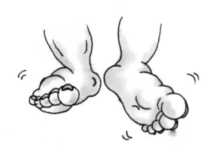

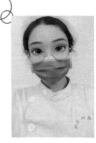

三、康复与护理篇

▶ 术后有什么需要注意的吗？

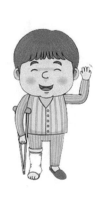

护士，做完手术我有什么需要注意的吗？

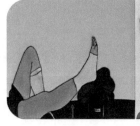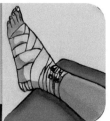

术后患肢会有肿胀的现象出现，所以您需要将患肢抬高，促进肿胀的消退。

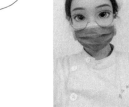

》 术后功能锻炼怎么做？

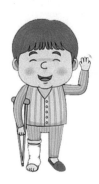

护士，我刚做完手术就要锻炼吗？要怎么做呀？

是的，术后早期功能锻炼是非常必要的，是促进肢体功能恢复、预防并发症的重要保证。下面我来详细为您介绍一下功能锻炼的方法。

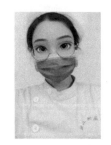

（1）趾锻炼：分并趾及趾屈伸。

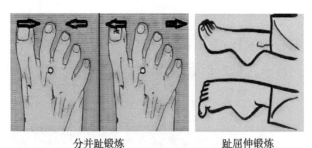

分并趾锻炼　　　　　　　趾屈伸锻炼

（2）股四头肌收缩运动：维持或增强大腿前方肌肉力量。平躺在病床上，绷紧大腿肌肉，膝关节保持伸直，并用力将膝关节向床的方向压。感觉自己已用最大力时，保持这个姿势5～10秒，然后放松5秒，重复5～10次，尽量每小时做5～10次。

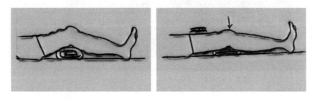

（3）直腿抬高运动：患肢抬起，大腿和床呈45°～60°，保持几秒后慢慢放下。

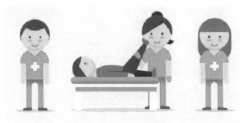

（4）踝泵运动：促进下肢血液循环和淋巴回流，预防深静脉血栓。平躺在床上，保持膝关节伸直，足尽量向上勾，勾到不能再勾时保持该姿势 10 秒，然后放松 10 秒，继续往下踩，同样在不能踩时保持 10 秒，每次进行 10 ～ 20 分钟，每日 4 组。

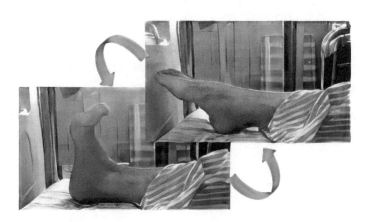

> 功能锻炼有什么需要注意的吗？

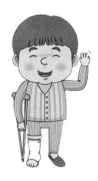

还有什么需要注意的吗？

功能锻炼不能操之过急，应遵循循序渐进、动静结合、主动与被动运动相结合的原则。

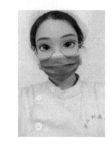

▶ 出院之后有什么需要注意的吗？

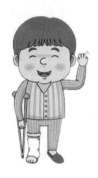

护士，我出院之后有什么需要注意的吗？什么时间来复查呀？

您出院之后需要注意以下事项：

①妥善放置可能影响您活动的障碍物，如小块地毯、散放的家具等。安全使用步行辅助器械或轮椅。行走练习需有人陪伴，以防跌倒。

②出院后要继续进行功能锻炼。

③定期复查，若有不适应立即到医院复查并评估功能恢复情况。

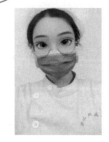

第十八章 锁骨骨折患者的康复与护理

▶ 你听说过"美人骨"吗？

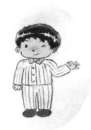

护士，什么是"美人骨"呀？

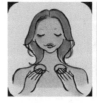 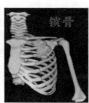

锁骨

"美人骨"其实就是我们的锁骨，有时候我们在穿衣服时会露出来，看上去比较漂亮，总是给人以美的感觉哦！

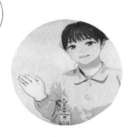

>> 锁骨是怎么骨折的?

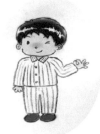

护士，我们的锁骨是怎么骨折的呢?

锁骨位于皮下，位置表浅，受到外力作用时容易发生骨折。大部分锁骨骨折为间接暴力所致，如跌扑时手、肘或肩部侧着地，向上传导的间接暴力会导致锁骨骨折。

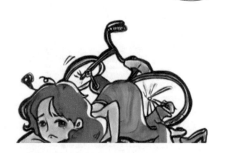

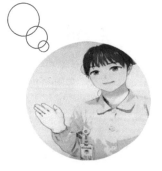

锁骨受伤后，怎么判断自己是骨折？

护士，我这里好痛，是骨折了吗？

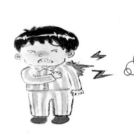

您别紧张哈！如果锁骨骨折了，您会出现下面的症状哦！

锁骨外观畸形异常

疼痛

肿胀淤青

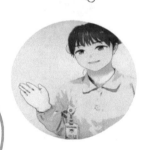

遇到锁骨骨折建议您先去医院就诊，让骨科医生通过专科体检及检查来进行诊疗！

❱ 锁骨骨折了，一定要做手术吗？

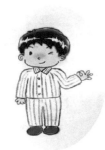

> 护士，我锁骨骨折了，是不是一定要做手术啊？

> 您别紧张，并不是骨折了就一定要做手术的。
>
> 如果锁骨移位不明显，不影响上肢关节活动，就可以保守治疗。
>
> 如果移位明显，锁骨远端骨折合并有血管神经损伤，就需要手术来进行治疗了。

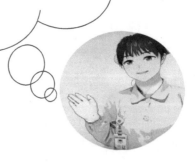

▶ 如果是保守治疗，要怎样治疗？

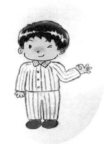

护士，如果我不做手术，那怎么治疗才能好呢？

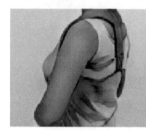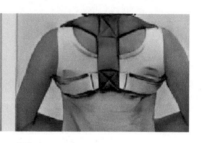

首先要到正规医院，请专科医生诊疗。最常见的治疗方式为用"8"字绷带法包扎固定。

➤ 用绷带包扎后，如果感觉不舒服怎么办？

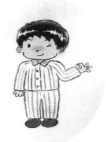

护士，用绷带包扎回家后，我出现哪些症状是要注意的？

　　您回家后需要注意绷带的松紧，绷带过松就会失去固定作用，骨折会移位；绷带过紧容易压迫腋窝处，严重时可造成神经、血管损伤。

　　所以出现上肢麻木、肿胀、冰凉时，应马上就诊或复查。

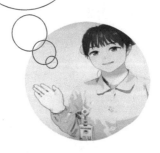

❯❯ 如果需要手术的话，是不是更可怕？

护士，我这个骨折需要手术，我好担心啊，一点心理准备都没有，好可怕呀！

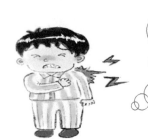

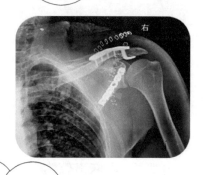

您别害怕哈！手术就是将移位的锁骨重新复位，用内固定材料，如钢板、螺钉等把锁骨固定，以便手术后可以早点进行功能锻炼。

> 手术后钢板、螺钉需要取出吗？什么时候取出？

护士，我做完手术，这个钢板、螺钉要取出来吗？什么时候取比较好？

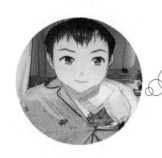

一般在术后骨折线消失 1 年后取出较为合适，也不能太晚，超过 5 年则取出困难。

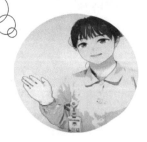

三、康复与护理篇

▶ 为什么手术前要抽那么多血？

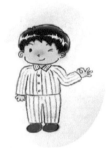

> 做个手术，为什么要抽这么多血？本来就贫血！

> 抽血是为了评估您身体是否贫血、有无感染、凝血功能障碍等，如果对手术有影响，就需要进行适当调整才能手术，这样才能将手术风险降至最低，所以希望您配合哦！

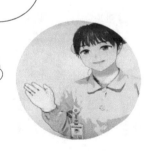

❯❯ 做完手术后，手应该怎么放？

护士，手术做完了，骨折一侧的手要怎么放呀？我不敢动！

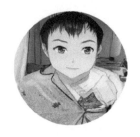

您不用担心！患侧上肢可以用前臂吊带或三角巾悬吊于胸前，保持上臂及肘部与胸部处于平行位。

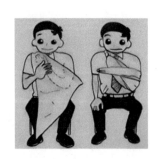

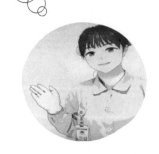

▶ 手术后伤口很疼，可以不活动吗？

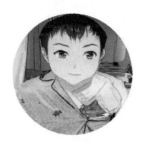

护士，做完手术，伤口还没好，我可以不活动吗？万一活动了，伤口裂开了，怎么办？

不会裂开的，您别担心。

一般急性损伤经处理后2～3天，损伤反应慢慢开始消退，肿胀和疼痛减轻，您就可以开始功能锻炼。

不活动反而容易引起关节僵硬和肌肉萎缩。

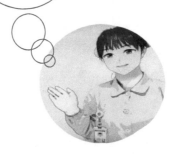

> 术后我们要怎么进行功能锻炼？

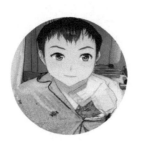

护士，您来教教我术后手应该怎么活动吧，我想早点出院！

好的！您跟着我做就好，很简单，就 4 个步骤！

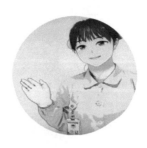

1

手部锻炼

术后当天做用力握拳运动，持续几秒，然后用力伸手指，持续几秒，连续锻炼 5～6 下，每日 3～4 次。

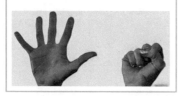

2

腕关节锻炼

术后当天做双手对掌练习活动。

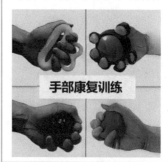

手部康复训练

3

肘关节锻炼

术后 3 天做伸肘、屈肘活动。

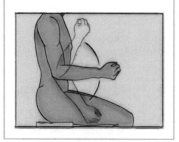

4

肩关节锻炼

术后 4 周，在有保护的情况下，练习肩关节每个方向的动作，如双手叉腰、保持挺胸、做提肩运动，然后再进行各方向连贯动作练习，如肩关节环转、两臂划船等动作。

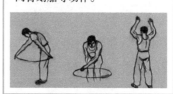

>> 骨折后，需要补钙吗？

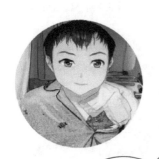

护士，骨折后需要多吃补骨头的食物吗？

您说的是补钙的食物吧！

补充适量的钙及其他元素，加强功能锻炼和尽早活动，促进钙的吸收利用，才能加速骨折的愈合。但不需要盲目地补钙哦！多吃点瘦肉、鱼、鸡蛋等，蔬菜、水果也要吃哦。

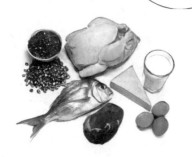

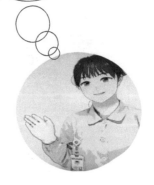

❯ 烟酒对骨折伤口有影响吗？

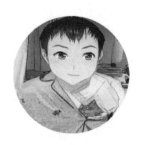

护士，手术完好几天了，想抽根烟可以吗？

不可以哦！吸烟会引起血管收缩，减少伤口或骨折断端血供，影响伤口和骨折愈合能力。

喝酒也不行哦，喝酒能增加骨折伤处的痛感，另外，酒精会引起肝脏代谢紊乱，影响蛋白合成，对骨折愈合不利。

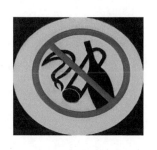

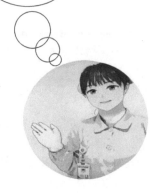

论骨谈筋

➤ 做完手术后，什么时候能恢复正常生活？

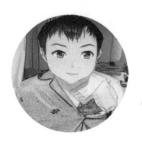

> 护士，做完手术了，什么时候能恢复正常生活呀？我上班、做事怎么办呀？在医院待着有点心急啊！哎……

> 别急！您积极配合治疗，就能尽早恢复工作和生活！动静结合，无论是否手术，我们都要采取固定，尽早地进行康复锻炼以促进局部的消肿和骨折处的愈合，也可防止肌肉的萎缩。

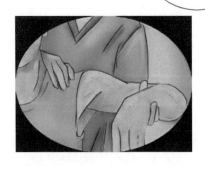

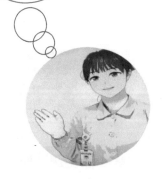

❯ 锁骨骨折患者睡觉时需要注意什么？

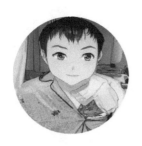

护士，睡觉时我怕压着手，影响骨折愈合？

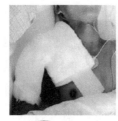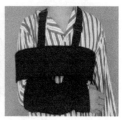

不用太过紧张！您在睡觉或平躺时应当尽量避免骨折处受压迫，可在肩膀处垫枕，同时在患侧胸壁侧方垫枕；防止患侧上肢下垂，保持上臂及肘部与胸部处于平行位。

❯❯ 锁骨骨折后情绪不好怎么办？

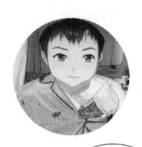

护士，自从骨折后，我经常会对着家里人发火，怎么办呀？

家人一定能理解的。因为事发突然，完全没有心理准备，也打乱了原有的生活节奏，生活上也需要家人照料，您难免情绪低落。所以您要自己调整好心态，吃好、睡好，并且通过健肢手做力所能及的事情来加强活动哦。

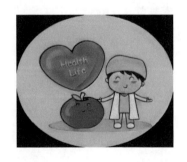

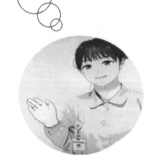

第十九章　肱骨近端骨折患者的康复与护理

> 我们的肱骨在哪里？

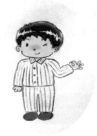

护士，肱骨在哪个位置啊？您跟我说说吧！

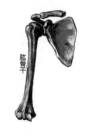

肱骨是我们上臂最粗壮的一根骨头，在肩部关节以下、肘部关节以上的位置。

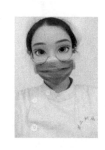

➤ 肱骨近端骨折是怎么回事？

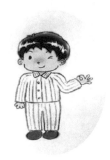

护士，肱骨近端骨折是怎么回事呀？

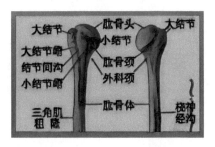

肱骨近端骨折是指累及肱骨上端部分的骨折，如肱骨外科颈、肱骨解剖颈、肱骨头、肱骨大结节及小结节等骨性结构的骨折。

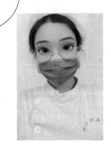

❯ 肱骨近端骨折的主要原因是什么？

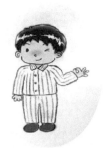

> 护士，请问哪些原因可导致肱骨近端骨折？

> 　　肱骨近端骨折主要是由于遭受暴力引起的，根据受伤机制的不同，可分为直接暴力和间接暴力。
> ①直接暴力：如跌倒时肩部外侧着地。
> ②间接暴力：如跌倒时手肘着地。
> 　　除遭受暴力因素外，骨质疏松也是肱骨近端骨折的诱发因素哦！

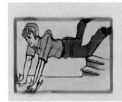
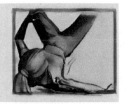
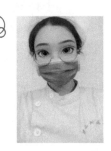

▶ 肱骨近端骨折有什么症状？

护士，肱骨近端骨折有什么症状呢？

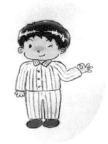

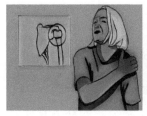

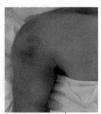

肱骨近端骨折时患侧上臂常出现疼痛、肿胀、活动受限，并可见皮肤淤斑，且可能伴有手指麻木、腕关节和手指不能伸等神经和血管损伤症状。

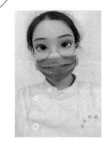

▶ 为什么受伤之后感觉肩部不能正常活动？

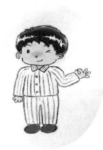

护士，为什么受伤之后我感觉肩部不能正常活动呢？

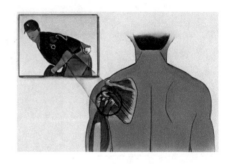

一是骨折引起的疼痛，二是可能伴发了腋神经损伤。

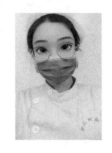

二、检查与治疗篇

▶ 肱骨近端骨折要做什么检查？

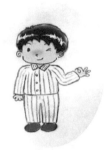

护士，我应该做什么检查才能明确是否骨折呢?

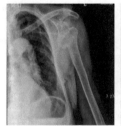
X 线

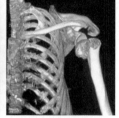
CT 三维重建

①X 线检查可确定骨折的类型、移位方向。
②CT 三维重建也可用于肱骨近端骨折的评估。

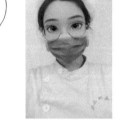

❯ 肱骨近端骨折应该怎么治疗？

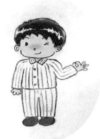

护士，请问肱骨近端骨折了一定要手术治疗吗？

那也不一定，80%～85%的肱骨近端骨折为轻微移位或无移位骨折，一般采取非手术治疗。

针对粉碎程度严重、移位明显的骨折，保守治疗较难获得满意的疗效，应采取手术治疗。

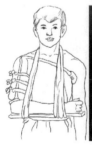

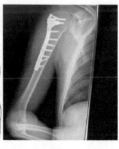

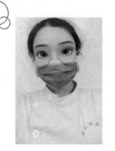

▶ 非手术治疗的话，要怎么做？

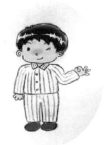

护士，不做手术的话，要怎么治疗呢?

①主要是选择闭合复位夹板外固定、三角巾悬吊、肩"人"字石膏固定、外展支架固定等。

②成人固定6～8周，儿童固定4～6周。

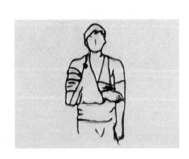

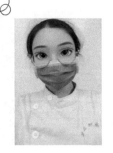

三、康复与护理篇

▶ 做完手术手该怎样放？

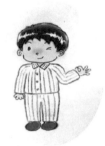

护士，做完手术我感觉我的手怎么放都不舒服，有什么好的方法呢？

您可以用软枕把手垫高 15 ～ 30 cm，同时手指多进行握拳、伸展活动，有助于静脉、淋巴回流，预防患肢肿胀，减少不适。

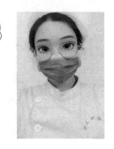

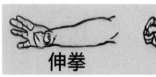

伸拳　　　　　握拳

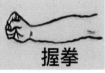

➤ 做完手术以后手可以动吗？

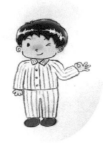

护士，做完手术以后我不敢动怎么办呀？

别怕，您是可以动的，适当的锻炼有利于手部消肿，促进血液循环及伤口的愈合。

接下来我教您如何进行锻炼，请接着往下看。

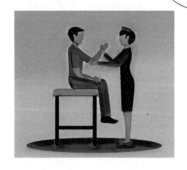

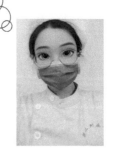

> 做完手术以后要怎么进行锻炼？

（1）第一阶段：肌肉运动

①手术当天，麻醉苏醒后，做患肢肌肉等长收缩运动，就是在关节不动的前提下，肌肉做有节奏的收缩和放松，如用力握拳、伸掌及腕关节主动运动。

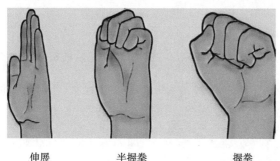

伸展　　　　　　半握拳　　　　　　握拳

②术后 1 周内，患肢感觉逐渐恢复，开始进行患肢肘关节、腕关节及手指关节的主动活动，并做患肢肌肉等长收缩运动，辅助被动活动患肢远端关节，并进行肌肉按摩。所谓等长收缩，就是咱们俗话说的肌肉"绷劲"。

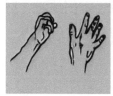 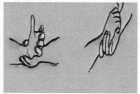 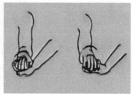

握拳、伸指、分指　　　　腕、肘屈伸　　　　　前臂内外旋转

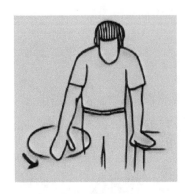

（2）第二阶段：关节运动

术后 2～3 周，患者进行肩关节的被动活动。患者站立弯腰，患肢下垂做钟摆运动。注意肩关节的被动活动，范围不宜过大，应逐渐增大。

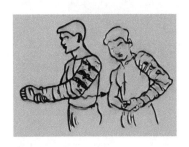

（3）第三阶段：外展、外旋运动

术后 4～6 周，主要进行肩关节主动活动和举伸练习，加大关节活动范围，进行肩关节的外旋活动。

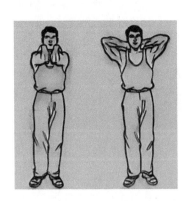

（4）第四阶段：双臂轮转活动

术后 6 周以后，进一步加强肩关节的活动范围练习、抗阻力练习，以提高患肢肌肉的肌力。

> 做完手术以后多久能拆线？

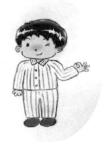

护士，一般多久可以拆线呀？

①一般情况下，术后 2 周就可以拆线了。
②若使用可吸收线是不需要拆线的哦！

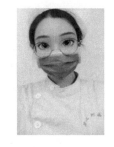

第二十章　股骨颈骨折患者的
　　　　　　　康复与护理

▶ 我们的股骨颈在哪？

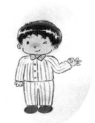

护士，哪里是
股骨颈啊？

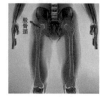
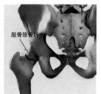

股骨颈位于人体的髋部，
是构成髋关节的一部分，在
人体表面是摸不到的。

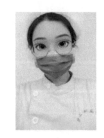

▶ 什么原因会引起股骨颈骨折？

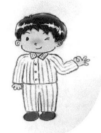

护士，股骨颈骨折都有哪些原因呢？

①股骨颈骨折多见于中老年女性，常与骨质疏松有关，轻微暴力就可导致骨折，如跌倒。

②青少年股骨颈骨折常由较大暴力引起，如交通事故。

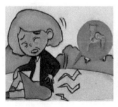
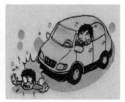
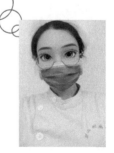

▶ 股骨颈骨折有什么症状？

护士，我怎么知道自己是不是股骨颈骨折呢？

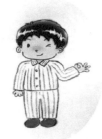

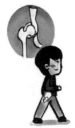 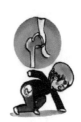 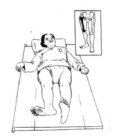

股骨颈骨折时多有髋部疼痛、下肢活动受限、不能站立和行走、患肢外旋缩短等畸形。

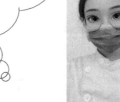

二、检查与治疗篇

❯ 股骨颈骨折需要做什么检查？

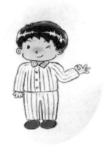

护士，股骨颈骨折通常要做什么检查？

一般做 X 线检查，必要时做 CT 或 MRI 检查。

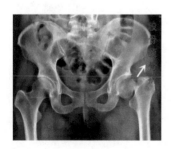

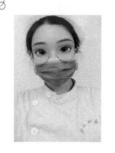

▶ 股骨颈骨折有哪些治疗方法？

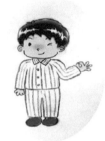

护士，股骨颈骨折应该怎么办啊？

治疗方案取决于骨折部位、骨折移位程度和患者的年龄等。

股骨颈骨折以手术治疗为主，对于身体情况较差、无法耐受手术者，可采用保守治疗。

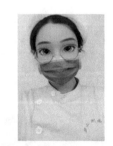

▶▶ 股骨颈骨折保守治疗方法有哪些？

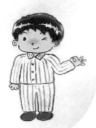

护士，那保守治疗
有哪些方法呢？

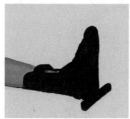 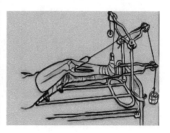

保守治疗主要为穿防旋鞋或
下肢牵引6～8周，治疗过程中
应注意预防褥疮、坠积性肺炎、
血栓、泌尿道感染等并发症。

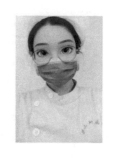

❯❯ 股骨颈骨折手术治疗方法有哪些?

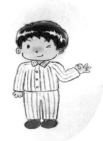

护士,那手术又是如何治疗呢?

手术治疗主要有 2 种:

①内固定手术适用于年龄小于 65 岁或骨折无明显移位的患者;

②髋关节置换手术适用于骨折位置较难处理或难以耐受保守治疗的老年患者。

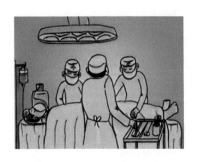

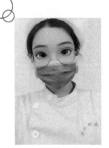

❯❯ 手术后多久可以下地走路？

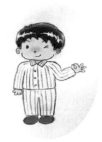

护士，做完手术后多久可以走路啊？

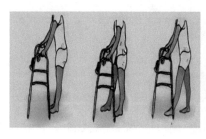 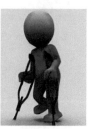

下地走路时间应根据股骨颈骨折的治疗方式而定，医生也会根据患者的具体情况评估何时可以下地行走。

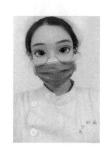

三、康复与护理篇

▶ 手术后该如何运动？

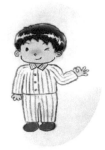

护士，做完手术以后我该怎么运动锻炼啊？

别着急！我现在来教您，您接着往下看。以内固定手术为例。

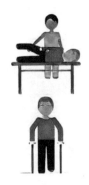

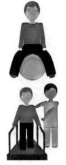

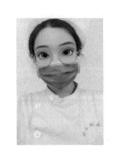

（1）第一阶段：缩肌肉

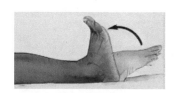

踝泵运动和股四头肌收缩、放松锻炼。

（2）第二阶段：动关节

术后第 2 周开始在保持股骨不旋转、不内收的情况下做髋与膝关节主动屈伸活动。

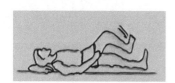

（3）第三阶段：强筋骨

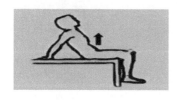

手术 3 周后可主动做屈伸患肢练习，方法是坐在床边，小腿下垂，双脚踩地或脚蹬地，练习用双臂撑起上身和抬起臀部。

（4）第四阶段：下地行

在骨折恢复期，术后 1 个月要加强髋、膝、踝部的肌力，以恢复行走能力、加强下肢的稳定性。主要方法是进行坐位与站位转换活动练习，以锻炼髋关节和踝关节主动屈伸、旋转活动，以及下蹲起立。

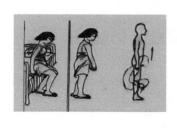

❯ 功能锻炼要注意什么？

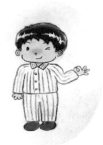

护士，那髋关节置换手术有什么不一样的吗？

髋关节置换术在生活中需做到"六不要"。

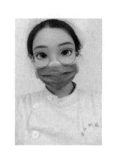

六不要
- 不要交叉腿、盘腿、跷二郎腿
- 不要内八字
- 不要深蹲
- 不要坐矮凳、矮马桶如厕
- 不要过度负重
- 不要过度弯腰、屈髋角度小于90°

第二十一章 股骨头坏死患者的
                        康复与护理

▶ 我们的股骨头在哪里？

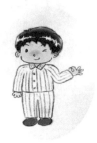

护士，股骨头
在哪个位置啊？

在我们的大腿
根部那里！

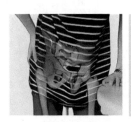

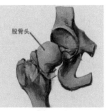

股骨头

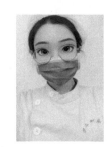

➤ 股骨头坏死是怎么回事？

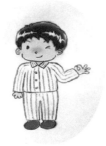

护士，股骨头坏死是什么意思啊？

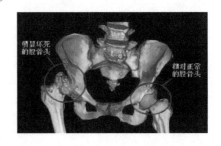

股骨头坏死是指由于股骨头血供受损导致股骨头结构变形、塌陷的疾病。

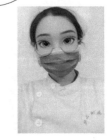

▶▶ 股骨头坏死的主要原因是什么？

护士，我为什么会股骨头坏死呀？

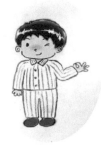

主要有三大因素：创伤、大量使用激素药物、过度饮酒。

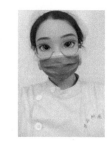

创伤	大量使用激素药物	过度饮酒

➤ 股骨头坏死有什么症状？

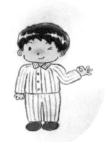

护士，股骨头坏死有什么症状啊？

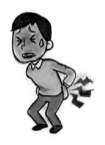

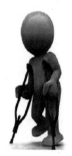

主要表现为三大症状：髋关节疼痛、活动障碍、疼痛性跛行。

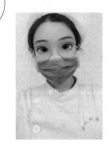

二、检查与治疗篇

❯ 股骨头坏死要做什么检查？

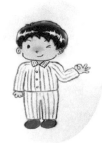

护士，股骨头坏死要做什么检查呢?

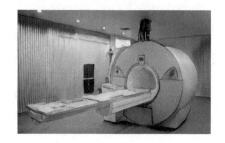

早期股骨头缺血性坏死的诊断常采用X线、CT和MRI检查。

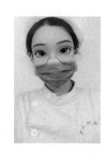

> 股骨头坏死应该怎么治疗？

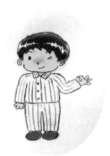

护士，如果我要保守治疗该怎么做呢？

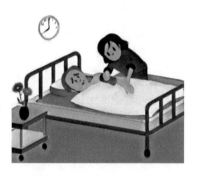

减轻负重和限制活动是保守治疗的基础。

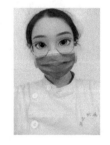

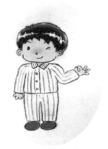

护士，如果我想做手术，那是怎么做的啊?

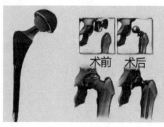

术前　术后

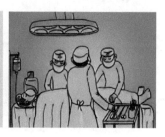

　　早期治疗以保髋为主，如果保髋治疗无效可考虑行人工髋关节置换术。

　　髋关节置换术：将磨损、破坏的关节面切除，置入人工髋关节假体。

论骨谈筋

> 髋关节假体是什么材料做的？

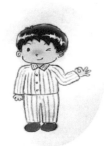

护士，髋关节假体是什么材料做的？

髋关节假体有3种：

①金属–聚乙烯界面：聚乙烯磨损较快，可加速假体周围骨溶解导致假体松动；使用寿命较短；价格便宜。

②陶瓷–聚乙烯界面：陶瓷头比金属头表面粗糙度低、更耐摩擦、湿润度更高；使用寿命适中；价格适中。

③陶瓷–陶瓷界面：相对最耐磨，使用寿命最长；价格昂贵。

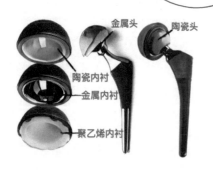

金属头　陶瓷头　陶瓷内衬　金属内衬　聚乙烯内衬

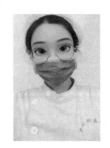

> 怎么选髋关节假体材料？

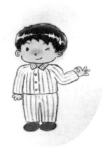

护士，我不知道选哪种，怎么办啊？

别急哈！我们需要结合自身的条件，选择最适合自己的。

①老年人、活动需求低的患者，传统金属 – 聚乙烯髋臼关节仍是效价比较好的选择。

②活动需求相对较高的老年患者，陶瓷 – 聚乙烯界面关节是较好的选择。

③活动需求高、年轻、活动量大患者，低磨损的陶瓷 – 陶瓷界面关节是较好的选择。

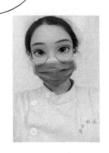

▶ 做完手术后可以动吗？

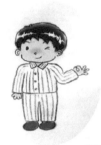

护士，做完手术以后我可以动吗？我不敢动哎。

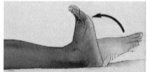 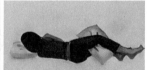

别怕哈！可以动的，您的脚可以进行踝泵运动。在卧床、侧睡或翻身时，可以在两腿之间夹一膝枕，避免髋关节内旋引起的脱位。

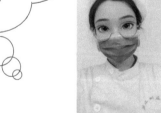

> 做完手术以后要怎么进行锻炼？

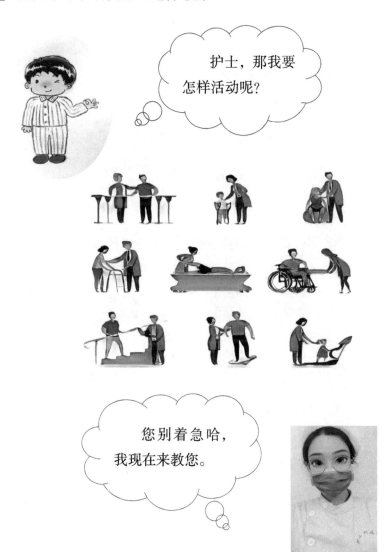

护士，那我要
怎样活动呢？

您别着急哈，
我现在来教您。

（1）第一阶段：缩肌肉

踝泵运动和股四头肌收缩、放松锻炼。

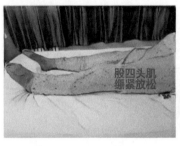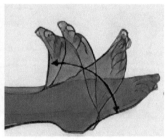

（2）第二阶段：动关节

练习仰卧在床上绷直下肢，练习下肢的直腿抬高，屈曲、伸直髋关节、膝关节以及踝关节的运动。

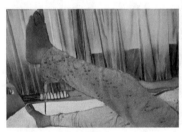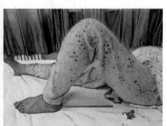

（3）第三阶段：坐立行

1）坐。术后初期要避免大腿与身体之间的角度小于90°，否则容易脱位。①坐的时候，两腿自然分开，与肩同宽，脚尖对着正前方。身体与大腿的角度大于90°。②起身时，先伸出患侧腿，然后双手往上撑，竖直起身，同时把腿收回来。③坐下时，也是先伸出患侧腿，双手扶住椅子把手或撑床，然后慢慢竖直坐下。

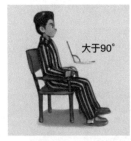
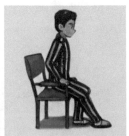

2）立。特别注意卧位、站位、行走及坐位的变换。①先双手向后撑床坐起来。②他人帮忙扶住双腿。③他人帮忙握着腿转圈，同时自己撑床、挪屁股。④把腿垂下去。如果头晕，先坐一会儿。⑤在别人的搀扶下站起来。

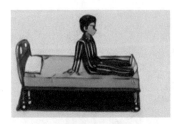
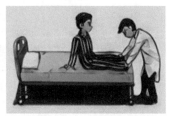
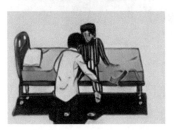

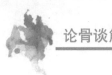

3）行。①行走训练需借助助行器或拐杖。②后期爬楼梯训练时，应遵循"好上坏下"法，即上楼梯时健侧先上楼梯，患侧跟上；下楼梯时患侧先下楼，健侧再跟着下。

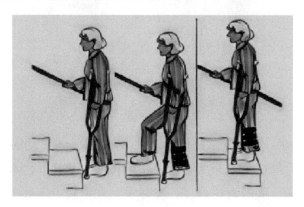

"好上"

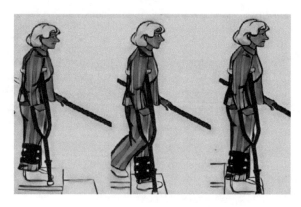

"坏下"

>> 日常生活中还需要注意些什么？

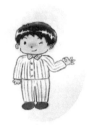

护士，做完手术以后我有什么需要注意的吗？

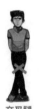  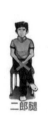 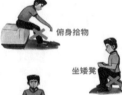

交叉腿　　内八字　　二郎腿　　盘腿坐

俯身拾物

坐矮凳

　　这个问题问得好，我来跟您讲讲"六不要"吧。①不要交叉腿、盘腿、跷二郎腿。②不要内八字。③不要深蹲。④不要坐矮凳、矮马桶如厕。⑤不要过度负重。⑥不要过度弯腰、屈髋角度小于90°。
　　术后1个月内禁止做以上动作。

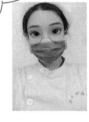

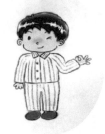

护士，那其他方面还有什么需要注意的吗？

饮食方面详情请见本书第 360 页。
出院指导详情请见本书第 365 页。

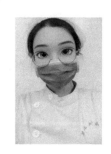

第二十二章　膝关节骨性关节炎
患者的康复与护理

> 膝关节骨性关节炎是怎么回事？

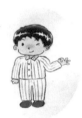

护士，什么是膝关节骨性关节炎？

膝关节骨性关节炎是指由多种因素引起关节软骨损伤、骨质增生进而导致膝关节疼痛的一种慢性疾病。民间常叫"骨刺""风湿"。世界卫生组织称其为"不死的癌症"。

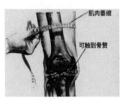

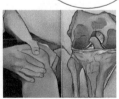

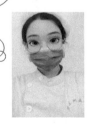

论骨谈筋

❯❯ 膝关节骨性关节炎的主要原因是什么？

护士，我为什么会得膝关节骨性关节炎？

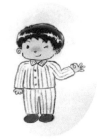

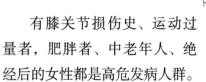

有膝关节损伤史、运动过量者，肥胖者、中老年人、绝经后的女性都是高危发病人群。

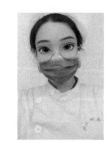

❯ 膝关节骨性关节炎有什么症状？

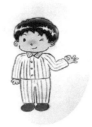

护士，膝关节骨性
关节炎有什么症状？

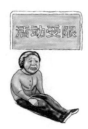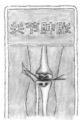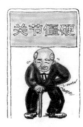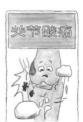

简单说就是关节疼痛，出
现"晨僵"，进一步导致关节
肿胀，活动时关节有响声，加
重后引起关节变形。

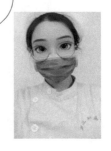

二、检查与治疗篇

▶ 骨性关节炎应该怎么治疗？

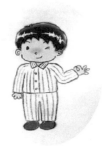

护士，什么情况下需要去医院治疗呀？

一旦有反复疼痛或膝关节疼痛持续不缓解的症状，建议尽快前往骨科门诊就诊！

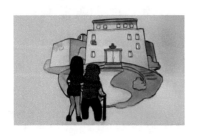

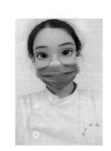

>> 骨性关节炎需要做什么检查？

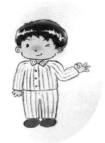

护士，这个病需要做什么检查呢？

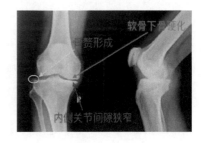

X 线检查是诊断的"金标准"，普通的 X 线片就可以显示您是否患有骨性关节炎啦！

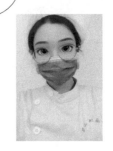

> 保守治疗的话，应该做什么？

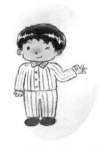

护士，这个病可以保守治疗吗？

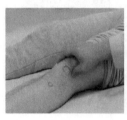 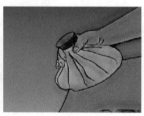 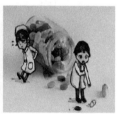

早期的骨性关节炎是可以进行保守治疗的，主要有以下方法：

①减重、理疗、服药；

②避免跑、跳、蹲；

③减少或避免爬楼梯、爬山等。

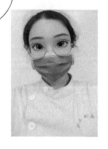

▶ 手术治疗的话，需要做什么手术？

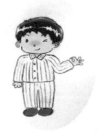

护士，那什么时候
必须进行手术治疗呢？

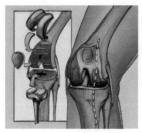

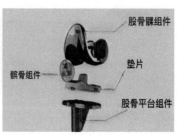

股骨髁组件

髌骨组件

垫片

股骨平台组件

如果您的症状比较严重，
如已经产生了畸形，就可以考
虑行全膝关节置换术。

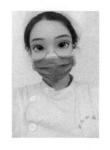

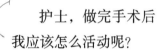
三、康复与护理篇

❯❯ 做完手术以后要怎么进行锻炼？

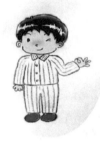

护士，做完手术后我应该怎么活动呢？

您别着急，我现在来教您，请接着往下看。

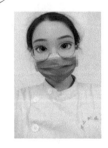

（1）第一阶段：缩肌肉

　　手术后第 1～3 天为起始阶段，该阶段可锻炼肌肉收缩功能，如：①踝泵运动（详情请见本书第 89 页）。②患肢充分伸直，做压床动作。

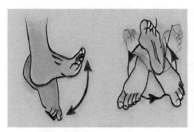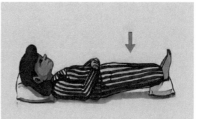

（2）第二阶段：活关节

　　术后第 4～7 天为中间阶段，该阶段可增加关节活动度，可做以下锻炼：①主动练习抱大腿上提呈屈膝的活动。②坐在床沿边，健侧足与小腿压于患侧足踝上做向下加压动作。③健侧足勾于患侧足跟部，协助患侧小腿做上举的动作，以增强关节活动范围。

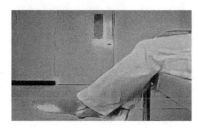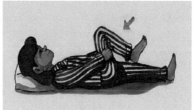

（3）第三阶段：平路走

术后第 8～14 天为递进阶段，通过该阶段锻炼膝关节主动屈曲达到或超过 90°，可主动伸直、坐便等。具体练习如下：①直腿抬高训练；②扶栏杆做下蹲练习；③在医务人员指导下扶助行器平路走（助行器的使用详见本书第 336 页）。

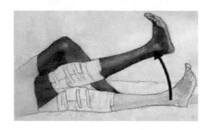
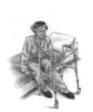
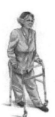

❯ 做完手术以后什么时候可以下床？

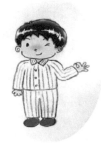

护士，做完手术以后我什么时候可以下床呀？

一般术后拔除引流管后，若无不适就可以下地自己去上厕所，经过两三个月的康复训练就能恢复正常的生活。

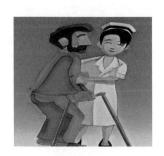

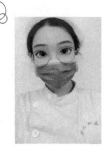

▶ 做完手术以后腿会不会肿得特别厉害？

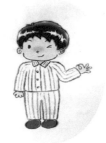

护士，做完手术以后我的腿怎么肿了呀？

术后 3 ～ 5 天是软组织水肿的高峰期，在这段时间，记住"三多一少"的口诀。

多抬腿，多压腿

多弯腿，少走路

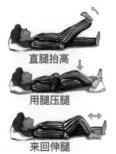

直腿抬高

用腿压腿

来回伸腿

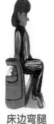

床边弯腿

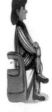

床边抱腿

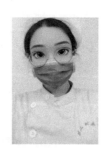

❯ 做完手术后，需要注意什么？

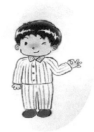

> 护士，做完手术后
> 我应该注意些什么呀？

> 这个问题问得好，主要有以下事项需要注意：
> "三避一减一防一遵守"。
> ①避免摔倒、剧烈跳跃等动作。
> ②避免进行剧烈的竞技类体育运动。
> ③避免过多负重。
> ④减体重及预防骨质疏松。
> ⑤初期上下楼梯时遵守"好上坏下"的原则。

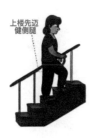

上楼先迈
健侧腿

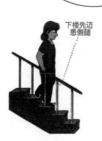

下楼先迈
患侧腿

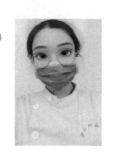

第二十三章　支具的使用

▶ 助行器如何调节？

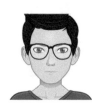

> 护士，使用助行器前如何调节？

> 注意检查助行器的把手是否防滑及四角防滑垫是否完好，以及注意把助行器调节到合适的高度。

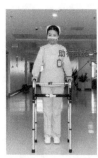

四角防滑垫←

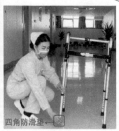

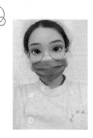

▶ 助行器高度应设置多高？

护士，助行器的高度应该设置在多高？

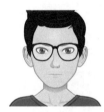

助行器的高度因人而异，以使用者站立时助行器手柄与股骨大转子平齐为宜。

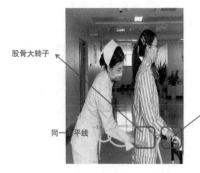

股骨大转子

同一水平线

助行器把手

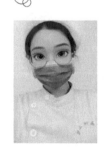

❯ 助行器使用时双手如何摆放？

护士，助行器使用时双手应该如何摆放？

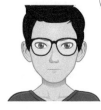

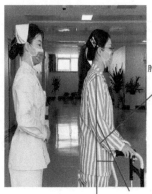

肘关节弯曲约 30°

使用时，双肘关节弯曲约 30°。

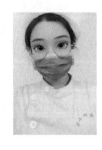

338

> 如何使用助行器？

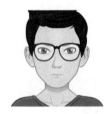

护士，如何使用助行器？

使用助行器行走通常有 2 种步态，分别是三点步态和四点步态。

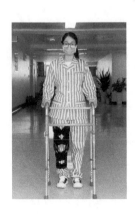

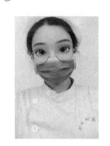

❯ 助行器三点步态怎么走？

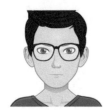

护士，助行器三点步态怎么走？

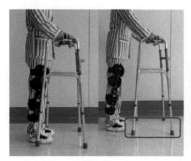

第一步　　　　　　第二步　　　　　　第三步

提起助行器往前放一步距离，患侧腿先迈向助行器，健侧腿再跟上，这就是三点步态使用助行器。

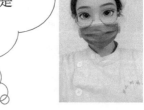

> 助行器四点步态怎么走？

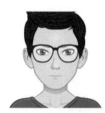

护士，助行器四点步态怎么走？

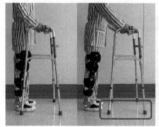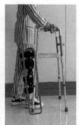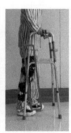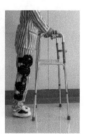

第一步　　　　　第二步　　　第三步　　　第四步

提起助行器往前放一步距离，患侧腿先迈向助行器，健侧腿再跟上并落在患侧腿前方，助行器再落下。这就是四点步态使用助行器。

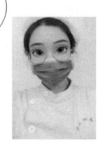

❯ 使用助行器时的注意事项

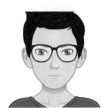

护士，使用助行器时应该注意什么？

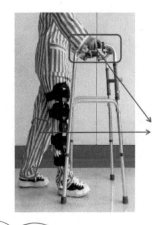

主要依靠双手和健侧腿的力量

注意我们在迈出患侧腿时应使用双手和健侧腿的力量，整个过程尽量不使患侧腿承受力量。

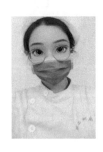

❯ 助行器如何落座？

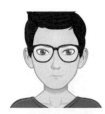

护士，使用助行器如何落座呢?

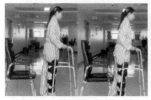

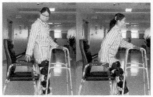

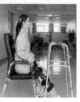

第一步　　　　　　　　　第二步　　　　　　　　　第三步

慢慢退向椅子、床边或马桶，直至腿背部碰到落座的物品，一手放开助行器向后摸索抓住扶手，身体慢慢前倾，放低身体落座。

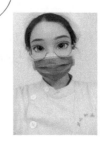

二、拐杖的使用

▶ 拐杖如何调节？

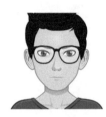

> 护士，使用拐杖时如何调节拐杖？

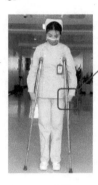

拐杖把手

四角防滑垫

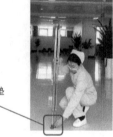

> 注意检查拐杖的把手是否防滑及两拐的防滑垫是否完好，以及注意把拐杖调节到合适的高度。

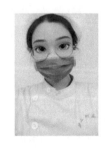

❯ 拐杖高度应设置多高？

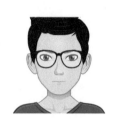

> 护士，拐杖的高度
> 应该设置在多高？

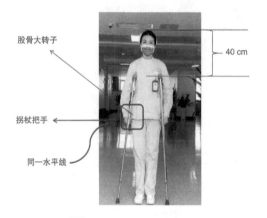

股骨大转子

40 cm

拐杖把手

同一水平线

> 拐杖高度因人而异，以
> 扶手高度与挂拐人身高相差
> 40 cm 为宜，手腕处的把手
> 与股骨大转子平行。

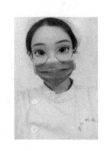

▶ 拐杖使用时双手如何摆放？

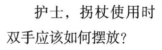
护士，拐杖使用时双手应该如何摆放？

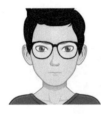

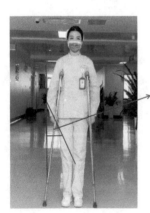
使用时，双肘关节弯曲约30°。

肘关节弯曲约30°

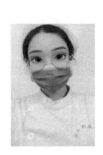

> 如何使用拐杖？

护士，如何使用拐杖？

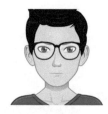

使用拐杖行走通常有两种步态，分别是三点步态和四点步态。

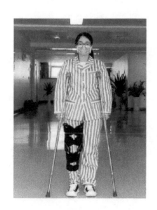

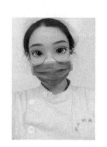

> 拐杖三点步态怎么走？

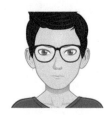

护士，拐杖三点步态怎么走？

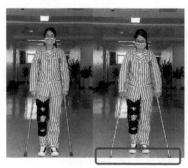
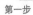
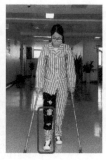
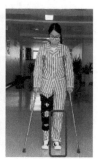

第一步　　　　　　第二步　　　　　　第三步

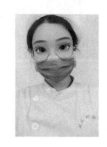

提起双拐往前放一步距离，患侧腿先迈向拐杖，健侧腿再跟上，这就是三点步态使用拐杖。

> 拐杖四点步态怎么走？

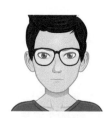

护士，拐杖四点步态怎么走？

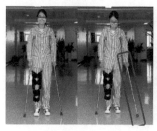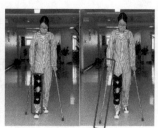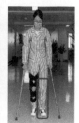

第一步　　　　第二步　　　第三步　　　　第四步

　　提起健侧方拐杖往前放一步距离，患侧腿向前迈一步，再提起患侧方拐杖往前放一步距离，健侧腿再跟上。这就是四点步态使用拐杖。

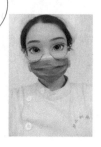

❯ 使用拐杖时的注意事项

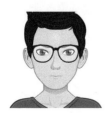

> 护士，使用拐杖时应该注意什么？

> 注意我们在迈出患侧腿时应使用双手和健侧腿的力量，整个过程尽量不使患侧腿承受力量。

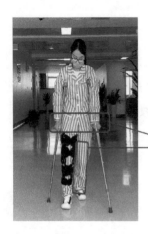

→ 主要依靠双手和
→ 健侧腿的力量

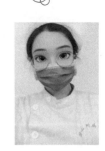

▶ 如何使用拐杖下楼梯？

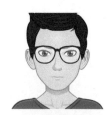

护士，如何使用拐杖下楼梯呢?

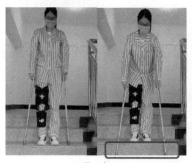

第一步

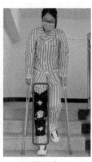

第二步

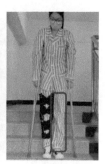

第三步

先下双拐，重心前倾把力量集中在双拐上，患肢先下楼，稳定后健侧腿再下。

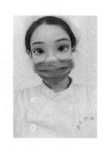

三、轮椅的使用

> 如何使用轮椅？

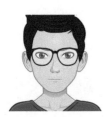

护士，如何使用轮椅？

将轮椅置于床边，拉紧车闸。在家属协助下由床边转移至轮椅，注意受伤的肢体不受力，再将脚放在脚踏板上，系好安全带，打开车闸就可以使用了。

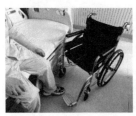

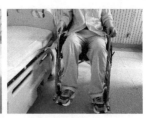

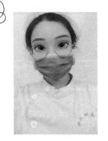

> 使用轮椅的注意事项

护士，使用轮椅有什么需要注意的吗？

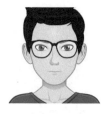

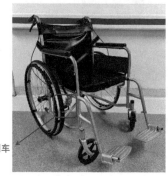

刹车

使用前需检查车轮是否能灵活转动，轮胎气量是否充足，刹车是否灵敏。使用时需有家属陪护，不使用轮椅行至凹凸不平的路面。

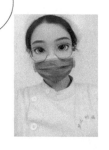

四、肘关节支具的使用

> 如何佩戴肘关节支具？

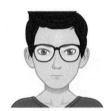

护士，如何佩戴肘关节支具呢？

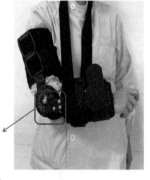

卡盘

套上支具，绑好绑带，打开卡盘，调至需要的角度。

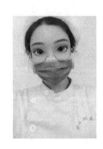

>> 佩戴肘关节支具时的注意事项

护士，佩戴肘关节支具有什么需要注意的吗？

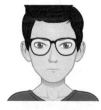

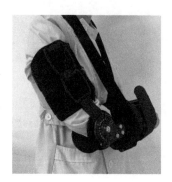

尽量穿柔软宽松的衣服，保持透气性，定期解开支具检查受压皮肤。

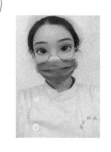

五、下肢支具的使用

> 如何佩戴下肢支具？

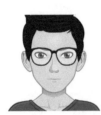

护士，如何佩戴下肢支具呢？

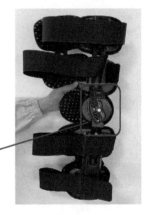

卡盘

套上支具，绑好绑带，打开卡盘，调至需要的角度。

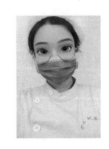

> ▶ 佩戴下肢支具时的注意事项

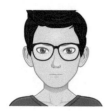

护士，佩戴下肢支具有什么需要注意的吗？

穿戴时务必在床上进行，以免跌落。尽量穿柔软宽松的衣服，保持透气性，定期解开支具检查受压皮肤。

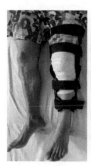 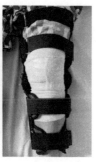

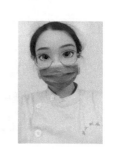

六、 肩外展支具的使用

➤ 如何佩戴肩外展支具？

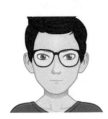

护士，如何佩戴肩外展支具呢？

靠枕置于侧腰部，调节腰部固定带到合适的长度，固定。将前臂放在靠枕上，贴好前臂固定带。最后根据体型调节肩带并固定。

前臂固定带　　肩带

腰部固定带

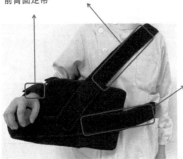

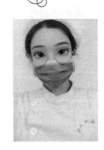

❯ 佩戴肩外展支具时的注意事项

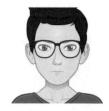

佩戴肩外展支具时的注意事项有哪些?

尽量穿柔软宽松的衣服,保持透气性,定期解开支具检查受压皮肤,佩戴时松紧适宜,不可过紧或过松。

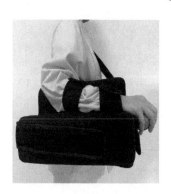

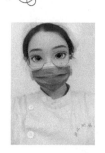

第二十四章　骨科患者的饮食护理

>> 术前可不可以吃东西？

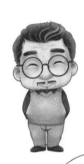

护士，做手术之前，我可不可以吃东西、喝水啊？我烟瘾重，可以抽烟吗？

您需要在术前 6 小时禁食、4 小时禁饮，以减轻胃肠负担，防止手术过程中呕吐或误吸，应戒烟、酒，不吃辛辣刺激性食物，以免引起咳嗽，所以希望您配合哦！

❯ 做完手术以后，可以吃什么？

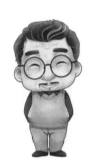

护士，手术之后我什么时候可以吃东西呀?

平衡膳食宝塔

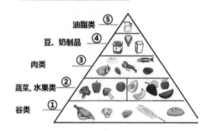

您好，一般术后 6 小时禁饮、禁食，6 小时后无特殊饮食要求可清淡饮食，多吃蔬菜水果，多吃富含蛋白质的食物，如鱼类、鸡蛋、奶类、豆制品等，适当增加钙质的摄入。

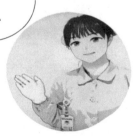

▶ 有糖尿病的话，可以吃什么？

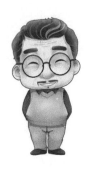

护士，我有糖尿病的话，可以吃什么？

您可以吃低盐、低脂、低糖的食物。主食要粗细合理、均衡营养，也要注意控制热量的原则，定期检测血糖。主食如无糖馒头、粗粮，辅食如西红柿、黄瓜等含糖量低的食物。

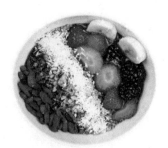

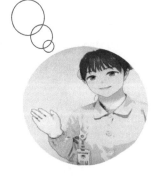

▶ 有高血压的话，可以吃什么？

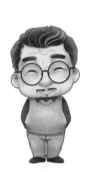

护士，我有高血压的话，可以吃什么？

多高纤

糙米、大麦、燕麦、坚果

多蔬果

低糖水果与蔬菜

03

02

少调味品

少糖、少盐、少味精、少胡椒

04

低脂油

少用动物油，如猪油和牛油

01

特色健康指导

05 **少加工品**

少吃火腿、熏肉、香肠、泡菜、罐头

您可以吃低脂油、多高纤、多蔬果、少调味品、少加工品的食物。

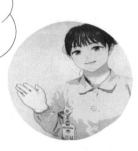

> 有痛风的话，可以吃什么？

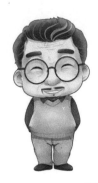

护士，我有痛风的话，可以吃什么？

一般以低嘌呤饮食为主，避免进食富含嘌呤的食物。低嘌呤类饮食通常包括绿色蔬菜、水果、牛奶、鸡蛋、谷类食物及猪血、海参、海蜇皮等。高嘌呤类饮食主要有动物内脏、香菇、白鲳鱼等。

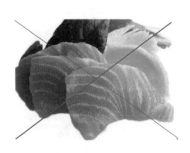

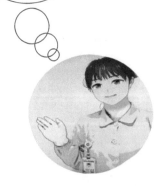

第二十五章　出院复诊

> **骨折患者**

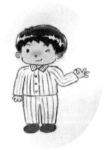

护士，我是骨折术后患者，出院以后我还要来复查吗？

骨折出院后，一般在术后 1 个月、3 个月及 6 个月分别复查 1 次，若中途有不适，应随时复诊。

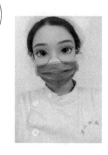

▶ 关节术后、运动损伤患者

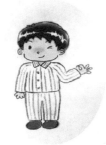

护士，关节术后及运动损伤患者出院后要注意什么呀？有必要来复查吗？

①关节术后患者需遵医嘱使用抗凝药物。

②关节术后及运动损伤患者一般术后 6 周和 12 周复查，让医生为您评估功能康复的进度，如果锻炼得不好或方法不对，医生能够及时发现并给予指导纠正。

③如中途有不适，随时复诊。

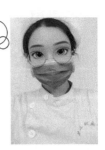

> 脊柱术后患者

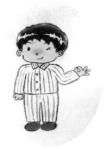

护士，脊柱术后患者出院以后要来复查吗？

术后 1 个月左右复查，术后 3 个月后再复查，中途若有不适，应随时复诊。

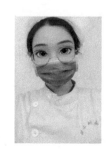

➤ 出院复诊方式

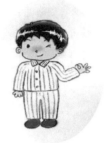

护士，我来复查的时候找不到医生怎么办呀？

这个您别担心哈！来医院复诊找医生的方式有很多种：

①可以直接到医院人工窗口挂您需要的医生的门诊号；

②可以用微信扫一扫医生给您的出院小结上的二维码进行预约挂号；

③可以在微信上关注医院的公众号，绑定个人信息进行微信挂号。

无论何种方式，请记得您手术医生的门诊坐诊时间哦！

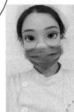

参考文献

[1] 黄强，王满宜，荣国威．复杂肱骨近端骨折的手术治疗．中华骨科杂志，2005，25（3）：159-164.

[2] 任莉，陈阳生，翟翠云．骨质疏松症的药物治疗．中国骨质疏松杂志，2005，11（1）：126-129.

[3] 王宝军，孟海，赵亮，等．锁定加压钢板治疗肱骨近端骨折疗效分析．中国骨与关节损伤杂志，2009，24（5）：422-423.

[4] 王永华，吕福润，付万有，等．锁定加压钢板治疗肱骨近端骨折．中国骨与关节损伤杂志，2009，24（10）：902-903.

[5] 高文霞．肱骨近端三部分骨折人性化护理干预探讨．基层医学论坛，2016，20（13）：1852-1854.

[6] 李家诚．用两种方法对老年股骨颈骨折患者进行治疗的效果对比．当代医药论丛，2020，18（5）：100-101.

[7] 张瑞鹏，尹英超，李石伦，等．髋部骨折指南解读与诊疗现状分析．河北医科大学学报，2018，39（6）：621-622，627.

[8] 徐凯，刘涛，谢斌．阶段性康复功能锻炼在股骨颈骨折行髋关节置换术后的应用．贵州医药，2021，45（12）：1908-1909.

[9] 陈力艳，许敏．功能锻炼计划表对股骨颈骨折患者术后髋关节功能恢复的影响．基层医学论坛，2020，24（14）：2045-2046.

[10] 戴五英，姜丽娟，朱玉琴，等．创伤性股骨颈骨折术后早期功能锻炼的效果研究．实用临床护理学电子杂志，2019，4（47）：116，118.

[11] 王丽．康复护理在老年股骨颈骨折护理中的应用效果观察．中国冶金工业医学杂志，2022，39（1）：52.

[12] 马云辉. 股骨头坏死病因及发病机制研究进展. 海南医学，2011，22（6）：124-127.

[13] 王述秀. 早期股骨头坏死的磁共振成像诊断及分析. 中国药物与临床，2020，20（19）：3211-3212.

[14] 段亚威，孙永强，阎亮，等. 富血小板血浆在早期股骨头坏死治疗中的研究和应用进展. 风湿病与关节炎，2021，10（4）：67-70，78.

[15] 齐庆宏. 全髋关节置换术应用于股骨头坏死治疗中的效果. 临床医药文献电子杂志，2020，7（52）：42，62.

[16] 蒋利. 对接受全髋关节置换术的患者进行术后早期功能锻炼的效果研究. 当代医药论丛，2019，17（21）：274-275.

[17] 魏圣青，戴燚，谢添. 针刀、针灸与蜂巢式髓芯减压治疗早中期股骨头缺血性坏死老年患者对髋关节功能及并发症的影响. 中国老年学杂志，2021，41（18）：3986-3991.

[18] 王毅. 成人股骨头缺血性坏死患者临床症状、CT 与 MRI 影像学表现特点分析. 中国 CT 和 MRI 杂志，2021，19（9）：176-179.

[19] 王磊，孟宪宇. 股骨头坏死的诊断与保守治疗. 世界最新医学信息文摘（连续型电子期刊），2019，19（82）：60-61，63.

[20] 戴闽，帅浪. 骨科运动康复. 2 版. 北京：人民卫生出版社，2016：147-399.

[21] 周阳，张玉梅，贺爱兰，等. 骨科专科护理. 北京：北京化学工业出版社，2020：150-262.

[22] 李乐之，路潜. 外科护理学. 北京：人民卫生出版社，2017：692-695，703-771.

[23] 高娜. 北京协和医院骨科护理工作指南. 北京：人民卫生出版社，2016：51-215.

[24] 丁小平，彭飞．骨科疾病康复护理．上海：上海科学技术出版社，2021：221-318.

[25] 丁淑珍，丁全峰．骨科临床护理．北京：中国协和医科大学出版社，2016：223-458.

[26] 高小雁，冯乐玲．骨科支具护理规范化操作．北京：北京大学医学出版社，2019：152-196.

[27] 宁宁，朱红．骨科护理手册．2版．北京：科学出版社，2021：38-157.

[28] 冯惠平，苏雁甜，蒋薇．医护一体化营养管理在骨科糖尿病患者围手术期的应用．岭南现代临床外科，2015，15（4）：519-521.

[29] 陶伟，郭程，刘力，等．快速康复外科模式下关节镜治疗肩袖损伤术后早期康复效果分析．中国运动医学杂志，2021，40（8）：607-613.

[30] 周新，赵霞，张勍烨，等．骨科围手术期2型糖尿病患者营养不良情况及临床结局分析．实用预防医学，2018，25（8）：991-994.

[31] 苏荣彬，吴飞，许吉昊，等．围术期老年髋部骨折患者营养风险筛查和营养支持疗．中华骨科杂志，2020，40（19）：1357-1364.

[32] 朱亚军，王宸．骨科老年患者营养状况评价的方法和临床意义．东南大学学报（医学版），2016，35（3）：467-470.

[33] 黄玲，裴爱田．骨科患者的营养护理探讨．环球市场，2019（32）：273.

[34] 吴若男，韩磊，赵婷．痛风营养治疗的研究进展．中国食物与营养，2018，24（8）：65-69.

[35] 瞿爱华．功能营养素在骨关节炎和痛风性关节炎养护中的应用效果．临床医药文献电子杂志，2019，6（91）：7-8.

[36] 李融融，于康．痛风及高尿酸血症医学营养治疗的系统评价．中华临床营养杂志，2017，25（1）：12-21.

[37] 常雅宁，杨红磊，常莉莉．营养干预辅助药物治疗对高血压患者临床疗效、

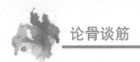

血压及营养状况的影响.四川生理科学杂志，2021，43（5）：798-799.

[38] 韦思逸.饮食营养护理干预在高血压患者中的效果分析与对血压控制的影响.中外女性健康研究，2021（8）：123-124.

[39] 罗燕，伍翰笙，曾海潜.延续性康复护理对复杂性手外伤患者术后功能恢复及日常生活能力的影响.中国当代医药，2022，29（1）：193-196.

[40] 于秀兰.手外伤的护理体会.黑龙江医药，2011，24（1）：155-156.

[41] 徐艳，张立新，杨秀英，等.手外伤的护理.中外健康文摘，2012，9（16）：305-306.

[42] 周义波，赵永旭，李晓天.手外伤诊疗的进展.实用手外科杂志，2012，26（2）：141-142.

[43] 罗燕，伍翰笙，曾海潜.延续性康复护理对复杂性手外伤患者术后功能恢复及日常生活能力的影响.中国当代医药，2022，29（1）：193-196.

[44] 管晓军.不同方法治疗后踝关节骨折患者的回顾性对比研究.中国医学创新，2022，19（5）：132-135.

[45] 崔晓春.手法复位配合石膏固定对踝部骨折患者的治疗效果.中国医学创新，2019，16（11）：37-40.

[46] 陈燕，韩云芳.骨盆骨折的术后护理.现代中西医结合杂志，2005，14（9）：1223.

[47] 中国康复医学会颈椎病专业委员会，上海市社区卫生协会脊柱专业委员会.颈椎病牵引治疗专家共识.中国脊柱脊髓杂志，2020，30（12）：1136-1143.

[48] 中华外科杂志编辑部.颈椎病的分型、诊断及非手术治疗专家共识（2018）.中华外科杂志，2018，56（6）：401-402.

[49] 中华外科杂志编辑部.颈椎病的手术治疗及围手术期管理专家共识（2018）.中华外科杂志，2018，56（12）：881-884.

[50] 佚名.安徽省颈椎病分级诊疗指南（2016版）.安徽医学，2017，38（9）：前插1-前插8.

[51] 胡艳丽，王娟，杨丽.颈椎病的预防与保健.中国疗养医学，2021，30（4）：357-359.

[52] 张荣侠，石林林，杨英果，等.脊髓型颈椎病患者的围手术期护理及早期康复训练.当代护士（下旬刊），2017（3）：70-71.

[53] 金瑛.颈椎病术前术后功能锻炼方法研究.甘肃科技，2020，36（5）：150-152.

[54] 赵玉英，赵满丽，安玉娟.不稳定型骨盆骨折的术前护理.河南外科学杂志，2007，5（13）：141.

[55] 王妮娜，何甬，苏斌杰.快速康复外科理念指导下肩袖损伤关节镜修复围手术期的护理疗效观察.当代护士（下旬刊），2021，28（2）：8-10.

[56] 曹烈虎，牛丰，张文财，等.创伤性脊柱脊髓损伤康复治疗专家共识（2020版）.中华创伤杂志，2020，36（5）：385-392.

[57] 郑博隆，张志成，高杰，等.急性成人胸腰段脊柱脊髓损伤后路手术加速康复外科实施流程专家共识.中华骨与关节外科杂志，2019，12（12）：939-949.

[58] 何征，曹婉婷，邓丽娟.行为转变理论管理模式下的康复护理在脊柱脊髓损伤患者中的应用.齐鲁护理杂志，2022，28（2）：120-122.

[58] 吴婷，刘筱，刘畅，等."互联网＋"延续性康复护理模式在脊髓损伤患者中的应用研究.护士进修杂志，2021，36（22）：2098-2102.

[59] 王立娟，张立晓.基于个体化的分阶段护理对脊髓损伤患者功能康复、心理状态及生活质量的影响.国际护理学杂志，2020，39（17）：3219-3222.

[60] 中华医学会骨科学分会脊柱外科学组，中华医学会骨科学分会骨科康复学组.腰椎间盘突出症诊疗指南.中华骨科杂志，2020，40（8）：477-487.

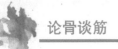

[61] 周谋望，岳寿伟，何成奇，等."腰椎间盘突出症的康复治疗"中国专家共识.中国康复医学杂志，2017，32（2）：129-135.

[62] 侯学峰，牛瑞红，王红瑞，等.腰椎间盘突出症术后患者康复训练的最佳证据总结.中华现代护理杂志，2022，28（6）：763-769.

[63] 储琼.早期康复护理干预对腰椎间盘突出症术后恢复的效果分析.当代临床医刊，2022，35（1）：108-109.

[64] 陈孝平，汪建平，赵继宗.外科学.9版.北京：人民卫生出版社，2017：607-610.

[65] 吴孟超，吴在德.黄家驷外科学.7版.北京：人民卫生出版社，2008：2733-2749.

[66] 赵玉沛，陈孝平.外科学.3版.北京：人民卫生出版社，2016：1017-1020.

[67] 刘巍，陈庆贺.青少年特发性脊柱侧凸的手术治疗.中国矫形外科杂志，2010，18（5）：405-408.

[68] 白玉树，翟骁，陈自强，等.退变性脊柱侧凸手术加速康复外科围手术期管理策略专家共识.第二军医学报，2020，3（41）：233-241.

[69] 王文兰.临床护理路径在老年骨质疏松椎体压缩性骨折治疗中的效果研究.中国药物与临床，2019，19（24）：4424-4426.

[70] 张继娜，赵姜楠，周燕，等.互联网＋康复护理服务和延续性护理对骨质疏松性腰椎压缩骨折患者术后康复的作用.中华创伤杂志，2021，37（3）：261-266.

[71] 刘亚东.骨质疏松症患者阿仑膦酸钠联合降钙素治疗中集束化护理的应用及对患者生活质量的影响.中外医学研究，2021，19（7）：107-110.

[72] 黄婷，陈国政，贺珊，等.原发性骨质疏松症的影响因素及护理干预措施.中外医学研究，2021，19（12）：78-81.

[73] 何雯雯.膝关节镜下前交叉韧带重建术的手术护理配合体会.中外医学研究，2019，17（28）：78-80.

[74] 张敏.延续护理干预对关节镜下前交叉韧带重建术后功能恢复的效果.
当代临床医刊，2019，32（4）：340，342.

[75] 任曼，汪亚兵，陈德霞，等.多维度护理干预对前叉韧带重建术后患
者膝关节活动度的影响.临床护理杂志，2018，17（5）：40-43.

[76] 邹琴，张建萍，徐连.综合护理干预在锁骨骨折患者围术期的应用效果.
中国当代医药，2021，28（15）：234-236.

[77] 符玲萍，刘二萍，周海鹏.早期康复护理干预对锁骨骨折内固定术后
肩关节功能的影响.全科护理，2020，18（34）：4771-4773.

[78] 毛艳萍.钢板内固定治疗锁骨骨折的护理干预效果观察.中外医学研
究，2017，15（3）：75-76.

[79] 席蕊，周敬滨，高奉，等.肩胛骨运动康复训练干预肩峰下撞击综合征的
方法及临床效果研究进展.中国运动医学杂志，2020，39（3）：241-246.

[80] 张进伟，朱彪，陈立顶.肩峰下撞击综合征的MRI的表现及诊断.影
像研究与医学应用，2019，3（23）：15-17.

[81] 温利波，张笑.医学运动康复在肩峰下撞击综合征患者中的应用.世界
临床医学，2019，13（4）：61-62.

[82] 孙巍，顾春红，李鑫馨.肩关节镜下微创手术治疗肩袖损伤肩峰下撞
击综合征肩关节脱位的护理模式.世界最新医学信息文摘，2018，18
（13）：5-6.

[83] 邓翔天，郑占乐，邵德成，等.关节镜下评估胫骨平台骨折合并半月板撕
裂和交叉韧带损伤的临床研究.中华外科杂志，2021，59（6）：464-469.

[84] 仲文庆，赵子义，陈贝贝，等.膝关节镜下半月板成形术治疗青年半
月板损伤.临床骨科杂志，2021，24（1）：48-50.

[85] 张燕瑱.快速康复护理在半月板损伤关节镜治疗中的应用.中外医疗，
2020，39（29）：167-169.

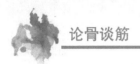

[86] 陶晶晶.磁共振（MRI）在膝关节半月板损伤中的诊断价值及护理配合探讨.影像研究与医学应用，2020，4（15）：204-205.

[87] 杨修玲，闫凡香.早期运动康复护理对膝半月板损伤后功能恢复的影响.中国实用医药，2019，14（34）：185-186.

[88] 陈彤，周磊，张博，等.垂直褥式缝合关节囊治疗肩关节习惯性脱位合并关节松弛症的早期疗效.中华骨与关节外科杂志，2021，14（3）：200-204.

[89] 章丽，汪亚兵，施广玲.全程化护理对习惯性肩关节脱位术后患者焦虑情绪及肩关节功能的影响.名医，2019（5）：185.

[90] 李海鹏，朱娟丽，陈冬，等.肩关节习惯性脱位发生 Hill-Sachs 损伤的临床分析.中国矫形外科杂志，2018，26（20）：1867-1871.

[91] 刘益坤.钙化性冈上肌腱炎的超声诊断及治疗价值.临床超声医学杂志，2018，20（7）：472-474.

[92] 胡联英，贾其余，骆亮亮，等.关节镜微创手术治疗钙化性冈上肌腱炎合并肩袖损伤.中国骨与关节损伤杂志，2021，36（4）：348-351.

[93] 陈康，陆伟，朱伟民，等.关节镜下治疗肩袖钙化性肌腱炎的临床疗效研究.中华骨与关节外科杂志，2018，11（10）：776-779.

[94] 冷峥峥，樊丽丽.肩痛患者进行肌骨超声检查对肩峰下滑囊炎和冈上肌肌腱病变发病率的影响分析.当代医学，2020，26（36）：124-126.

[95] 王叶红，李冰，荆长富，等.探讨多模态超声引导下注射药物治疗肩峰下滑囊炎的临床效果.影像研究与医学应用，2019，3（15）：226-227.

[96] 梁媛，季长高.支持性心理护理对伴有焦虑抑郁状态的肩袖损伤手术患者的影响.护理实践与研究，2022，19（3）：441-443.

[97] American Academy of Orthopaedic Surgeons/Major Extremity Trauma and Rehabilitation Consortium Management of Acute Compartment Syndrome

Clinical Practice Guideline. https：//www. aaos. org/globalassets/quality-and-practice-resources/dod/acs-cpg-final_approval-version-10-11-19. pdf Published December 7, 2018.

[98] American Association of Hip and Knee Surgeons, American Society of Regional Anesthesia and Pain Medicine, American Academy of Orthopaedic Surgeons, The Hip Society, and The Knee Society Anesthesia and Analgesia in Total Joint Arthroplasty. （Endorsed by the American Academy of Orthopaedic Surgeons） https：//www. aaos. org/globalassets/quality-and-practice-resources/external-quality-products/anesthesia-and-analgesia-in-total-joint-arthroplasty. pdf Published March 23, 2020.

[99] American Academy of Orthopaedic Surgeon Management of Carpal Tunnel Syndrome Evidence-Based Clinical Practice Guideline. https：//www. aaos. org/globalassets/quality-and-practice-resources/carpal-tunnel/cts-cpg_4-25-19. pdf Published February 29, 2016.

[100] American Academy of Orthopaedic Surgeons Management of Hip Fractures in Older Adults Evidence-Based Clinical Practice Guideline. https：//www. aaos. org/hipfxcpg. pdf Published December 3, 2021.

[101] American Academy of Orthopaedic Surgeons/American Society for Surgery of the Hand Management of Distal Radius Fractures Evidence-Based Clinical Practice Guidelines. www. aaos. org/drfcpg Published December 5, 2020.

[102] American Academy of Orthopaedic Surgeons/Major Extremity Trauma and Rehabilitation Consortium Evidence-Based Clinical Practice Guideline for Limb Salvage or Early Amputation. https：//www. aaos. org/globalassets/quality-and-practice-resources/dod/lsa-cpg-final-draft-12-14-20. pdf Published December 6, 2019.

[103] American Academy of Orthopaedic Surgeons/Major Extremity Trauma and Rehabilitation Consortium Evaluation of Psychosocial Factors Influencing Recovery from Adult Orthopaedic Trauma Evidence-Based Clinical Practice Guideline. https：//www. aaos. org/globalassets/quality-and-practice-resources/dod/prf-cpg-final-12-20-19. pdf Published December 6，2019.

[104] American Academy of Orthopaedic Surgeons Management of Rotator Cuff Injuries Evidenced-Based Clinical Practice Guideline. https：//www. aaos. org/globalassets/quality-and-practice-resources/rotator-cuff/rotator-cuff-cpg-final-12-20-19. pdf Published March 11，2019.

[105] Musculoskeletal Tumor Society Treatment of Metastatic Carcinoma and Myeloma of the Femur Clinical Practice Guideline. （Endorsed by the American Academy of Orthopaedic Surgeons）https：//www. aaos. org/globalassets/quality-and-practice-resources/external-quality-products/msts-mbd-cpg. pdf Published June 6，2020.

[106] EASTELL R，ROSEN C J，BLACK D M，et al. Pharmacological management of osteoporosis in postmenopausal women：an endocrine society clinical practice guideline. J Clin Endocrinol Metab,2019,104（5）1595-1622.

[107] VAN DILLEN L R，LANIER V M，STEGER-MAY K，et al. Effect of motor skill training in functional activities vs strength and flexibility exercise on function in people with chronic low back pain a randomized clinical trial. JAMA Neurol，2021，78（4）：385-395.

[108] KREINER D S，BAISDEN J，MAZANEC D J，et al. Guideline summary review：an evidence-based clinical guideline for the diagnosis and treatment of adult isthmic spondylolisthesis. Spine J，2016，16（12）：1478-1485.